DEDICATORIA

A Dios, por la misericordia y fortaleza que me ha brindado toda la vida.

A mi esposo, por creer en mí, crecer y aprender conmigo.

A mi padre, por ser mi mentor y ayudarme a desarrollar este hermoso proyecto.

A mi hermano, por sus sacrificios y apoyo incondicional.

A mi madre, que, a pesar de venir de un hogar absolutamente quebrantado y disfuncional, nos brindó a mi hermano y a mí todo el amor del mundo, transmitiéndonos la confianza y la valentía que necesitábamos para crecer sanamente.

A todos los niños, jóvenes, padres, madres y cuidadores con los que he trabajado que, a pesar de soportar tantas adversidades, han demostrado su resiliencia, sanando poco a poco cada trauma al que han sobrevivido.

Ana María Rodríguez

"Obtenemos del mundo lo que proyectamos en el mundo; pero lo que proyectas se basa en lo que te sucedió de niño".

Bruce D. Perry, *What Happened to You?: Conversations on Trauma, Resilience, and Healing* (¿Qué te pasó?: Conversaciones sobre trauma, resiliencia y sanación)

CRIANZA EMPODERADA

CÓMO LA INFANCIA MOLDEA EL ESTILO DE CRIANZA: HERRAMIENTAS PARA CONVERTIRSE EN UN PADRE CONSCIENTE Y EXITOSO

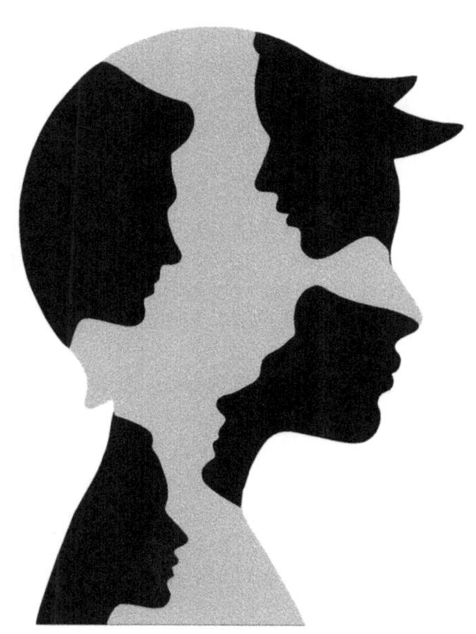

ANA RODRÍGUEZ, M.ED.

CONTENIDO

PRÓLOGO

Con el libro *Crianza Empoderada*, la autora Ana María Rodríguez brinda herramientas para crear consciencia sobre los diferentes estilos y lo que conllevan.

Es importante reconocer los distintos patrones de comportamiento en nuestra familia durante la crianza y tener la capacidad de mejorar ese entorno para brindar a nuestros hijos una mejor calidad de vida a través del estilo que adoptemos.

La autora hace énfasis en cambiar los patrones transgeneracionales e intergeneracionales profundizando en la ruptura de los ciclos malsanos de crianza, de manera que no se repitan y se puedan moldear patrones sanos de conducta, sin malentender ni generalizar comportamientos ni traumas vividos durante la infancia.

La psicología requiere de más información como esta, que transmita herramientas útiles de manera simple y directa, con un formato fácil de digerir, de modo que las conductas se puedan trabajar mediante un proceso sencillo y llevadero con el propósito de ir sanando en el transcurso, según lo aprendido.

Gracias a los amplios recursos que aporta la psicología podemos conectar lo que deseamos cambiar y evitar que siga pasando a las próximas generaciones. En el proceso de autoevaluación se deben trabajar y gestionar los comportamientos no deseados. La técnica de atención plena en el proceso de la crianza ayuda mucho, no solo a manejar las emociones, sino también a aprender a conocerse con técnicas fáciles que le ayudarán a vivir en el presente sin abrumarse en el proceso.

Los padres tienen un trabajo arduo que no viene acompañado de ninguna guía, mientras la sociedad tiende a señalarlos de forma constante, así que es fundamental que sanen muchas veces las secuelas de haber crecido en un ambiente disfuncional.

Como bien lo menciona la autora en este libro, lo primero que se debe hacer es reconocer, como padres, que hay que realizar un trabajo interior en el aspecto psicológico, a fin de abrir el camino hacia una sanación y una transformación para evitar la repetición de ciclos malsanos y proyectarse hacia una mejor calidad de vida.

Algunos padres no saben cómo criar a sus hijos y, muchas veces, durante ese proceso es cuando se transmiten traumas, miedos y frustraciones, ya que, ellos o los cuidadores, actúan desde su verdad y lo que conocen como "normal".

Hoy en día, la información está más cerca de los tutores, pero es importante buscar ayuda profesional en el proceso de la crianza, ya que se pueden presentar muchas dudas en el sentido de cuál es el mejor estilo y por qué.

El libro *Crianza Empoderada* explica los estilos de crianza y sus efectos en los hijos. En el capítulo que trata ese aspecto, en particular, queda plasmado lo significativo de dejar a un lado la autocrítica y expandir la visión para entender que no existe una crianza absoluta, pero sí diferentes estilos y que es importante reconocer que los padres no los pueden manejar con miedo, ansiedad o estrés.

Como terapeuta especializada en familia y parejas que ha trabajado con niños, adolescentes y adultos, para la autora es fundamental exponer los temas de crianza en nuestra sociedad y guiar a los padres en el proceso de adquirir cada vez más consciencia con relación a esa tarea. También ha considerado esencial, y así lo expone en estas páginas, que se puedan autoevaluar en el proceso de aprendizaje.

Como exponente de una salud mental plena, me complace prologar este libro y recomendar su lectura, con mucha seguridad de que la autora, Ana María Rodríguez, está capacitada en el manejo del tema y los subtemas.

Estoy segura de que el libro *Crianza Empoderada* ayudará a esta y las futuras generaciones a romper con patrones de conductas malsanas y familias disfuncionales, ayudándoles y brindándoles herramientas útiles para su sano desarrollo como individuos de nuestra sociedad, pues para cambiar algo, debemos empezar con nuestro comportamiento.

Yaidymar Morales, MFT | M. Ed

Directora de educación para adultos y terapeuta de psicología, integrante del Consejo para la Diversidad, la Equidad, la Inclusión y la Pertenencia.

PREFACIO

Los padres mentalmente saludables crían hijos emocionalmente sanos. Conviértase en el padre que su hijo necesita honrando su pasado, y la forma en la cual usted y los miembros de su familia que vinieron antes tuvieron que afrontar las situaciones.

¿Cuál es el impacto de crecer en una familia disfuncional? ¿Cómo puede curarse del trauma causado por su familia? ¿Cómo puede identificar que su comportamiento es el resultado de su crianza? ¿Cómo puede superar el caos dentro de su cabeza y convertirse en un padre ejemplar? Esos son algunos de los interrogantes a los que dará respuesta este libro. Como padre, es posible que se haya percatado de algunos comportamientos que debe modificar para el bienestar de sus hijos. En ocasiones, se puede preguntar, ¿pero, por qué actúan así?, refiriéndose al comportamiento de sus hijos y de aquellos niños que los rodean. Sin embargo, es de suma importancia reconocer que estos comportamientos tienen una causa. Existe una razón por la cual actúan "así" y los padres desempeñan una función determinante en este tipo de conducta.

Es crucial recordar que nos convertimos en las vivencias de nuestro hogar, nuestros padres, nuestro entorno y nuestra sociedad. Para criar de una manera más consciente debemos realizar una autoevaluación, mirar hacia dentro y empezar a realizar las modificaciones necesarias para cambiar positivamente el rumbo de nuestra historia.

Sin duda alguna, los padres desean lo mejor para sus hijos. Sin embargo, a veces su pasado se interpone en el camino. Cuando un padre crece en una familia disfuncional, es difícil romper el ciclo y, sin darse cuenta, crea un entorno tóxico para sus hijos. Sin embargo, puede romper ese ciclo brindando a su familia la educación sana que nunca tuvo.

Puede que no sea consciente de mostrar un comportamiento tóxico u hostil debido a que creció en una familia disfuncional. Este libro le ayudará a identificar estos patrones de comportamiento y le explicará cómo puede controlarlos para convertirse en un padre más sano, consciente, afectuoso y objetivo.

En este libro, usted podrá conocer las consecuencias de crecer en una familia disfuncional, comprender el estrés tóxico y sus amortiguadores, saber cómo reconocer sus sentimientos, aprender los diferentes estilos de crianza y cómo afectan a sus infantes, descubrir cómo puede romper el ciclo de una familia disfuncional y convertirse en un mejor padre.

Este libro es una lectura corta y debemos reconocer que existen diversos recursos y contenidos al alcance de nuestras manos que exploran los traumas transgeneracionales e intergeneracionales y sus causas, quién, qué, cuándo, dónde, cómo y por qué, y las repercusiones de crecer en hogares disfuncionales con más profundidad.

El trauma es un tema complejo que no debería ser tomado a la ligera. Precisamente, con este libro pretendo despertar la curiosidad del lector sobre este tema tan trascendental, ya que de una u otra manera todos los seres humanos somos afectados por eventos traumáticos. Sanar profundamente es un proceso de transformación frecuentemente doloroso, pero necesario para sanar y cambiar el rumbo de nuestras vidas, incluyendo el futuro de nuestros hijos.

La terapia, la consejería, hablar con una persona cercana y que nos haga sentir seguros, junto a las prácticas, técnicas y estrategias que discutiremos en este libro, serán herramientas fundamentales para empezar el proceso de sanación.

Convertirse en mejor padre conlleva sanar las propias heridas, autoevaluarse y preguntarse qué ha sucedido, qué experiencias ha vivido, cómo se manifiestan en su adultez y, a su vez, en la manera en que cría a sus pequeños.

Quiero proporcionarles a todas las comunidades, padres y tutores esta información para que sepan que tienen el derecho a sanar, que lo que les sucedió de niños no es normal ni sano, que no tuvieron la culpa de lo sucedido, ni eran responsables de la manera en que sus cuidadores se comportaban. Mi propósito es ayudarles a los padres a identificar cuáles comportamientos fueron tóxicos y malsanos en su niñez, y cómo pueden afectarle en su adultez y estilo de crianza.

Me interesa mucho escribir acerca de la crianza porque he trabajado por muchos años con familias y cada vez soy más consciente de que la que tuvimos causa un gran impacto en nuestras vidas. Creo de todo corazón que todos tenemos la capacidad de cambiar, pero es necesario que nosotros mismos reconozcamos nuestras áreas de crecimiento y tomemos acción para cambiar aquellos comportamientos que lastiman a otros y a nosotros mismos.

Nací y crecí en Colombia, con mis padres y mi hermano. Mis padres se divorciaron cuando tenía once años, lo que nos causó a mi hermano y a mi mucho estrés, dolor e incertidumbre. Sin embargo, siempre tuvimos el apoyo de nuestros progenitores para continuar y enfrentar todos los obstáculos que se nos presentarían a lo largo de nuestras vidas.

En la actualidad resido en los Estados Unidos, específicamente en Filadelfia, Pennsylvania, una ciudad llena de historia y diversas culturas. Siempre sentí gran afinidad por los problemas de la sociedad y sobre todo de los jóvenes y me incliné a estudiar Psicología Social. Esta experiencia educativa me permitió empezar mi carrera como consejera de niños, jóvenes y padres en un programa de violencia doméstica. Durante el inicio de mi vida laboral tuve la oportunidad de trabajar en un hospital de niños como especialista en crianza. Más adelante se me presentó la ocasión de ser coordinadora en un programa de actividades extracurriculares para estudiantes de secundaria. Dos años más tarde, realicé mi Maestría en Educación con especialidad en Liderazgo Educativo, lo cual me ayudó a obtener una posición como gerente de programas para niños y jóvenes.

Cuando trabajé con los estudiantes de secundaria observé que muchos de ellos carecían de habilidades de vida básicas, por ejemplo, empatía, pensamiento crítico, manejo de emociones y comunicación efectiva. Además, presentaban dificultad para socializar, falta de creatividad y retrasos en su actividad motriz, entre otras carencias. En ocasiones actuaban agresivamente y, al hablar con ellos, descubrí que venían de hogares disfuncionales, que estaban quebrantados, que les dolía el abuso, pero nunca aprendieron cómo procesar todo lo que les había pasado, mucho menos a gestionar sus emociones.

Cuesta trabajo romper estos patrones de comportamiento, pero es posible. Por eso decidí escribir este libro, para brindar a los padres esta información de una manera fácil de digerir y crear conciencia acerca de este tema tan crucial, que en ocasiones se vuelve una sombra que no nos deja avanzar y se cuela en nuestro diario vivir, creando pensamientos intrusivos y comportamientos malsanos. Nos nubla la mente. Nos cambia nuestro carácter. Nos hace hipersensibles a todo lo que sucede alrededor de nosotros o, por el contrario, nos vuelve poco sensibles a lo que ocurre en nuestro entorno.

Cuando trabajaba en el programa de violencia doméstica comencé a aprender acerca del impacto que conlleva crecer en un hogar abusivo y el daño que les causa a nuestros hijos en su desarrollo físico, psicológico, social y emocional. Me empecé a autoeducar lo más que pude para así brindarles a mis clientes la mejor educación posible. Muchos padres me comentaban que, aunque vivieron en hogares abusivos e incluso existiendo abuso en el actual, no comprendían la correlación de su abuso infantil y su manera de criar. Tampoco estaban al tanto del daño que les causamos a los infantes, niños, preadolescentes y adolescentes cuando hay tensión, abuso físico, verbal, emocional, económico, sexual y psicológico en la casa.

Es triste escuchar que algunas personas se refieren a los niños y jóvenes impactados por el trauma como problemáticos y que "ya no tienen arreglo". Lo cierto es que nuestros genes, la manera como fuimos criados y el entorno donde crecimos, juegan un papel fundamental dentro de nuestro comportamiento en cada etapa de nuestras vidas.

Tal como nos cuenta el doctor Bruce Perry en su libro *What Happened To You?: Conversations on Trauma, Resilience, and Healing* (¿Qué te pasó?: Conversaciones sobre el trauma, la resiliencia y la sanación), "lo que es adaptativo para los niños que viven en ambientes caóticos, violentos y plagados de traumas, se vuelve inadaptado en otros ambientes, especialmente en la escuela. La hipervigilancia del estado de alerta se confunde con el trastorno por el déficit de atención e hiperactividad o TDAH, (Attention-Deficit/Hyperactivity Disorder o ADHD, por sus siglas en inglés); la resistencia y la respuesta de Alarma y Miedo se etiquetan como trastorno de oposición desafiante o TOD, (Oppositional Defiant Disorder u ODD, por sus siglas en inglés); la respuesta de huida hace que los suspendan de la escuela; la respuesta de lucha los acusa de agresión. El malentendido generalizado del comportamiento relacionado con el trauma tiene un efecto profundo en nuestros sistemas educativos, de salud mental y de justicia juvenil".

En el hospital donde trabajé pude notar que muchos padres se sienten abrumados e impotentes ante el comportamiento de sus hijos, ya que ninguna estrategia aplicada les funcionó. Interactué con padres muy negligentes, actitud que se originaba en un hogar quebrantando, y que no habían tenido la oportunidad de sanar todos esos traumas y cambiar los comportamientos malsanos. Del mismo modo, interactué con padres muy involucrados y amorosos, pero que carecían de las habilidades, estrategias y técnicas correctas para corregir el comportamiento negativo de sus pequeños.

Por lo tanto, el objetivo principal de este libro es aportar esperanza, sanación y restauración a los padres y tutores afectados por el trauma, sacudiendo las conciencias acerca de las repercusiones que conllevan las experiencias adversas en nuestras vidas y las de aquellos seres que criamos.

Hoy en día continúo trabajando con familias afectadas por el trauma.

Espero que este libro sea el inicio en el proceso de curación para usted y su familia.

INTRODUCCIÓN

Los niños sin orientación no tienen forma de saber lo que está bien o mal. No se dan cuenta del concepto de lo correcto y lo incorrecto, y solo aprenden estudiando su entorno.

Crecen equilibrados en un hogar nutrido, lleno de amor, apoyo y cuidados. Aprenden a quererse a sí mismos y a mostrar afecto a los demás. Adquieren confianza en ellos mismos y creen en el gran valor que tienen. Ante todo, tienen un sistema de apoyo en el que siempre pueden confiar: sus padres y hermanos, su familia. Eso significa que han crecido en una familia funcional.

Por desgracia, ocurre lo contrario cuando los niños crecen en familias disfuncionales. Tanto si son objeto de abusos físicos, verbales, emocionales, económicos o sexuales como si son desatendidos durante su infancia, crecen con una carencia. Tal vez nunca fueron amados, por lo que no saben cómo mostrar afecto a los demás. Quizás sus padres fueron tan estrictos que no pudieron formarse una opinión o seguir sus sueños. A menudo, estaban tan desatendidos que buscaban el afecto de las personas equivocadas.

Crecer en una familia disfuncional puede tener diversos efectos en los niños, pero una cosa es cierta, en todos los casos, crecen con el trauma que experimentaron en sus primeros años. Cuando esto sucede muestran de forma inadvertida los efectos de este trauma en sus relaciones y, en última instancia, en sus hijos.

Es la razón por la que decidí escribir este libro; hacer que los padres sepan que tienen derecho a sanar y a hacer todo lo posible para romper ese ciclo. Si no nos damos cuenta de la gravedad del impacto de nuestro trauma infantil, seguiremos viendo sus consecuencias en nuestro día a día, negaremos su existencia, disminuiremos su impacto o recorreremos el mismo camino que nuestros padres. Puede que sea lo más difícil que tengamos que hacer, pero aprender a curarnos de nuestro trauma será un paso imprescindible y la única manera de educarnos para ser mejores padres.

En este libro emprenderá un viaje que le llevará a través de su pasado para conectarse con el momento presente. Aprenderá a sanar ese capítulo de su vida, a conectar su comportamiento actual con su crianza y a controlar sus emociones. Solo entonces podrá empezar a aprender a convertirse en el padre que quiere ser y en el que su hijo necesita.

CAPÍTULO 1

¿Qué es una familia disfuncional?

Este patrón tóxico dentro de un sistema familiar quebrantado continuará de una generación a la siguiente, hasta que un valiente sobreviviente finalmente termine el ciclo de abuso. La disfunción, la intimidación y el abuso no comenzaron con usted, pero ciertamente pueden terminar con usted.

Dana Arcuri

Antes de comenzar este camino de curación y crianza debemos entender lo que significa ser una familia disfuncional. Algunas de ellas pueden reconocerse a primera vista, mientras que otras tienen una toxicidad oculta que solo los miembros pueden sentir. A veces, incluso estos no reconocen esta toxicidad, y se adaptan a la situación y a sus repercusiones como si fuera normal. Entonces, ¿qué significa exactamente una "familia disfuncional"?

DEFINICIÓN DE UNA FAMILIA DISFUNCIONAL

La mejor manera de entender por qué una familia puede ser descrita como disfuncional es comparándola con una familia funcional.

Una familia funcional está lejos de ser perfecta. Los padres son solo humanos, por lo tanto, propensos a cometer errores. Sin embargo, estos errores, una rabieta ocasional o pelearse entre ellos delante de los niños no significa necesariamente que la familia sea disfuncional. Mientras el amor y el cuidado eclipsen los errores, los niños pueden crecer en un entorno positivo en el que se sientan seguros, escuchados, apreciados y valorados; es lo que hace crecer a una familia funcional y da lugar a individuos equilibrados que conocen su valor y pueden manejar sanamente sus emociones.

Por el contrario, los niños de las familias disfuncionales sufren diversos traumas emocionales y psicológicos. La dinámica de este tipo de familia es tóxica. En lugar de satisfacer las necesidades emocionales de sus hijos, los padres dan prioridad a sus propios deseos y necesidades. El hogar se convierte en un terreno fértil para el secretismo, la negación, la negligencia, el abuso o la adicción. Los niños crecen emocionalmente marcados y los efectos se extienden hasta la edad adulta. Es habitual que estos individuos demuestren toxicidad en sus relaciones y, por consiguiente, es muy probable que inicien otra familia disfuncional.

En pocas palabras, una familia disfuncional es aquella donde uno de los padres o los dos han sufrido abuso de parte de sus progenitores, por lo que se convierten en personas que exhiben comportamientos malsanos.

CAUSAS DE UNA FAMILIA DISFUNCIONAL

Varias causas dan lugar a una dinámica familiar disfuncional. Algunas de estas son:

· Uno o ambos padres son abusivos, física, emocional, verbal, económica o sexualmente.

· Uno o ambos padres son autoritarios, extremadamente estrictos y controladores.

· Uno o ambos padres son extremadamente permisivos, que no establecen reglas, normas o límites.

· Uno o ambos padres están ausentes y no satisfacen las necesidades emocionales de sus hijos.

· Uno o ambos padres no muestran a sus hijos afecto, apoyo, ánimo o atención emocional.

· Uno o ambos padres tienen problemas de abuso de sustancias.

· Familias numerosas en las que los padres no pueden ocuparse de todas las necesidades de sus hijos ni emocional ni materialmente.

· Uno o ambos padres padecen de trastornos de la personalidad.

· Hijo discapacitado con necesidades especiales, principalmente cuando los padres descuidan a sus otros descendientes para ocuparse de las necesidades de aquel.

· Circunstancias difíciles, como el divorcio, la infidelidad, el desempleo o la muerte de un familiar.

• Comportamientos extremistas. Los valores familiares, en cuanto a la etnia, la religión y la cultura. Cuando se llevan al extremo, afectan negativamente la dinámica familiar. Es el caso de los roles de cada género, impuestos en forma arbitraria, al igual que las acciones ocasionadas por tradiciones extremas.

• Inestabilidad sistemática, como los problemas financieros, sociales, políticos y económicos.

EL IMPACTO DE CRECER EN UNA FAMILIA DISFUNCIONAL

Dado que las causas de una familia disfuncional son muchas, los niños que crecen en este entorno tóxico pueden mostrar diversos síntomas. Incluso los de un mismo hogar pueden adaptarse a su situación de forma diferente. He aquí los problemas más comunes de crecer en una familia disfuncional que afectan a los niños para toda la vida:

1. *Problemas de comportamiento*

Los niños que crecen en familias disfuncionales no suelen tener ni idea de lo que está bien o mal. Como crecieron absorbiendo y reflejando las actuaciones de sus padres, se comportarán de forma similar cuando traten con otros. Como resultado, pueden mostrar un comportamiento agresivo, que se desarrolla más allá del abuso verbal hasta la violencia física. Puede que les cueste entender a los demás o sentir empatía; mostrar afecto es difícil. Pueden intentar controlar a los demás, mentir o mostrar comportamientos manipuladores y volverse egocéntricos o propensos al abuso de sustancias.

2. *Cuestiones de confianza*

Una de las mayores lecciones impresas en estos niños es que no pueden confiar en nadie más que en ellos mismos. A partir de la experiencia de tratar con sus padres, que se suponía que eran sus aliados más cercanos, y con otras personas que los explotaban, herían o descuidaban, aprendieron a cerrar su confianza por completo. Saber que no podían confiar en sus padres les obligó a cuidarse a sí mismos desde una edad temprana.

3. *Cuestiones de apego*

Los problemas de confianza van de la mano con los problemas de apego. Los niños de hogares disfuncionales se dan cuenta de que no se puede confiar en los demás, lo que siempre afectará a sus relaciones. Sus padres les han hecho daño antes que nadie, así que tienen miedo de acercarse a otras personas. En sus mentes, abrirse a los demás solo conduce a la traición y al daño, y no están dispuestos a correr el riesgo. Estos problemas de apego dan lugar a trastornos de la personalidad más adelante, como el trastorno de dependencia, a la sombra de unos padres emocionalmente inaccesibles.

4. *Trastornos del estado de ánimo y de la personalidad*

El síntoma más común de crecer en una familia disfuncional son los trastornos del estado de ánimo. La mayoría se desarrollan a partir de problemas de la primera infancia, como la depresión, la ansiedad, la personalidad antisocial y los trastornos de la personalidad bipolar. El desarrollo de trastornos alimentarios también está estrechamente relacionado con experiencias infantiles problemáticas.

5. *Problemas en la relación de pareja*

Sin ninguna orientación ni ejemplo de cómo funciona una relación sana, estos niños crecen con diversos problemas de comunicación interpersonal. Reflejarán la relación de sus padres o intentarán liberarse mostrando su trauma. Como resultado, se pueden presentar falencias expresadas en la falta de confianza al interior de su relación, la ausencia de compromiso en su entorno familiar o incluso ser renuentes para iniciar algún tipo de compromiso. En caso de comprometerse en una relación, hay muchas posibilidades de que sean tóxicos para su pareja de diversas maneras.

6. *Inseguridad*

Crecer en una familia disfuncional arroja en el niño una sombra de la que no se puede desprender el resto de su vida. No importa cómo crezcan o cuánto consigan, su inseguridad siempre les hará sentirse poco competentes.

7. *Problemas para procesar los sentimientos*

Vivir en un hogar disfuncional enseña a los niños que mostrar las emociones es peligroso. Además, al ser testigos de cómo sus padres luchan por lidiar con sus emociones, nunca aprenden la forma correcta de sentir o procesar sus experiencias. Como resultado, les costará procesar sus sentimientos o los enterrarán por completo.

CONSECUENCIAS DE CRECER EN UNA FAMILIA DISFUNCIONAL

Con lo anteriormente expuesto, es más sencillo comprender la gravedad del impacto de crecer en una familia disfuncional. Conocemos que estas tienden a tener conflictos y a ser inestables. Los cuidadores pueden estar tan concentrados en sus preocupaciones y necesidades que no logran satisfacer las de sus hijos. Este comportamiento los puede llevar a ser negligentes, abusivos y conflictivos.

Algunos niños pueden sentirse solos y desarrollar baja autoestima. Como resultado, pueden experimentar problemas de salud física o mental. Los niños que crecen en estos ambientes tóxicos a menudo adquieren mecanismos de supervivencia que llevan consigo en los años venideros.

Cuando un niño vive en una familia disfuncional, puede experimentar efectos inmediatos que incluyen: aislamiento social o soledad, desarrollo de condiciones de salud mental, trastorno por estrés postraumático o TEPT infantil, (*Post-traumatic stress disorder* o *PTSD*, por sus siglas en inglés), sentimiento extremadamente autocrítico, baja autoestima, problemas de comportamiento y dificultad para expresar pensamientos o sentimientos.

Cuando eres niño y vives en una familia disfuncional, tu cerebro puede responder a los factores estresantes de manera poco saludable. La respuesta de lucha o huida en el sistema nervioso podría permanecer activada mucho tiempo después de que se haya dejado la dinámica familiar.

Los contras de crecer en una familia disfuncional varían desde problemas de comportamiento hasta trastornos de la personalidad, abuso de drogas y dificultades en la relación de pareja. No obstante, existen algunos aspectos positivos que pueden surgir de crecer en este entorno adverso. A veces, las dificultades que el niño experimentó, al crecer se convierten en sus propias fortalezas para romper con patrones de comportamiento malsanos. Esta cualidad le permite embarcarse en un viaje de autoexploración que resulta en convertirse en versiones más vibrantes, positivas y despiertas de sí mismo.

Wayne Muller, autora de *Legacy of the Heart: The Spiritual Advantage of a Painful Childhood* (Legado del corazón: la ventaja espiritual de una infancia dolorosa), comenta que los adultos que fueron maltratados en sus años de infancia son claramente creativos, ingeniosos y astutos. Asimismo, demuestran una fuerza inigualable y una profunda sabiduría. En su interior, "justo debajo de la herida, se encuentra una profunda vitalidad espiritual, un conocimiento silencioso, una forma de percibir lo que es hermoso, correcto y verdadero. Dado que sus primeras experiencias fueron tan oscuras y dolorosas, han pasado gran parte de sus vidas en busca de la dulzura, el amor y la paz que solo han imaginado en la privacidad de sus propios corazones".

Crecer en hogares disfuncionales tiene muchos efectos adversos para los niños. Mientras los hijos de estas familias intentan sobrevivir a la disfunción, desarrollan mecanismos para enfrentar su dura realidad, aunque más tarde se conviertan en perjudiciales, debido a que afectan su personalidad, estado de ánimo y desarrollo mental. Sin embargo, esto no los convierte en seres sin esperanza. Como dice Geanne Meta: "La mejor venganza es una vida feliz". Geanne es sobreviviente de abuso sexual infantil y autora de *Parenting Well After Childhood Abuse: Be a Great Parent Even if Yours*

Were Crap (Criando bien después del abuso infantil: Sea un gran padre incluso si los suyos fueron una porquería).

En el próximo capítulo habláremos de cómo reconocer las señales y de cómo procesar los traumas de su pasado de una manera sana y eficiente.

LIZ MURRAY: UNA HISTORIA DE SUPERACIÓN TRAS CRECER EN UN HOGAR DISFUNCIONAL

Liz Murray transformó su vida, a pesar de haber pasado por una situación desesperante al no tener un lugar dónde vivir. Sus padres eran adictos a las drogas, comían de los basureros y buscaban refugio en estaciones de tren para sobrevivir. A los quince años, Liz se encontró sin hogar y tuvo que luchar para subsistir. A pesar de las dificultades, mantuvo la esperanza de que su vida podría ser mejor. En una entrevista, ella comentó: "Comencé a valorar las lecciones aprendidas mientras vivía en las calles. Después de superar obstáculos diarios, supe que casi nada podría detenerme". Liz decidió que no quería que sus circunstancias la definieran y reconoció que la educación era la clave para un nuevo comienzo y una vida completamente diferente. En solo dos años, obtuvo su diploma de secundaria y ganó una beca para la Universidad de Harvard, lo que le permitió convertir sus sombrías circunstancias en un futuro lleno de posibilidades ilimitadas.

CAPÍTULO 2

Cómo sanar las secuelas de crecer en una familia disfuncional

Nuestra familia estaba atrapada en una rueda de hámster cósmica de amor tóxico, cometiendo los mismos errores, diciendo las mismas palabras, siendo lastimada de la misma manera generación tras generación. No quería seguir jugando un papel en esta tragedia de errores.

Yamile Saied Méndez, Furia

Al no tener medios para diferenciar entre lo correcto y lo incorrecto o entre un comportamiento sano y uno insano, un niño que crece en una familia disfuncional acepta su entorno. Como resultado, normalizará o interiorizará los problemas, pensando que es su culpa. La forma en que se adapta a sus experiencias infantiles graba estos mecanismos de afrontamiento en lo profundo de su ser, lo que afectará las relaciones que tendrá a lo largo de su vida.

Antes de empezar a sanar, primero tendrá que reconocer que creció en una familia donde hubo toxicidad. Es necesario que usted comprenda que es posible romper los patrones de comportamientos malsanos y así llevar un estilo de vida más saludable. No obstante, este cambio requerirá mucho trabajo y compromiso de su parte.

CÓMO RECONOCER SI VIENE DE UNA FAMILIA DISFUNCIONAL

Puede reconocer fácilmente comportamientos tóxicos específicos, como el abuso físico. Desgraciadamente, no todos los comportamientos tóxicos son claros para cualquier ser humano, incluso para las víctimas de la toxicidad. Un individuo podría determinar que procede de una familia disfuncional si ha sufrido o sigue sufriendo los siguientes problemas:

1. Síntomas físicos y psicológicos

A pesar de haberse liberado de su pasado, su mente y su cuerpo todavía recuerdan la tortura física y emocional por la que pasó en ese hogar. Así que, si aún lo invaden los recuerdos, a pesar de haber intentado borrarlos de su mente, su cuerpo reaccionará cuando se encuentre con los miembros de su familia. Es posible que experimente sudores fríos y escalofríos, que le cueste respirar, que sienta dolor de espalda y de cuello, que tenga problemas digestivos y que se sienta generalmente agotado.

2. Baja autoestima

Sufrir de baja autoestima es normal para quienes provienen de familias disfuncionales. Incluso en una familia en la que un hijo fue favorecido a expensas del otro, tanto el hijo preferido como el menospreciado crecen inseguros. Este último se sentirá rechazado y anhelará amor, mientras que el que creció con preferencias puede sentir que solo vale la pena si logra grandes cosas.

3. Inversión de roles

En ciertas familias disfuncionales, alguno de sus integrantes tomará la decisión de dar un paso adelante y ocupar el lugar de los padres inconscientes. Si usted fue ese héroe, sabe que creció demasiado pronto, ya sea cuidando a los padres con problemas, protegiendo a sus hermanos de progenitores abusivos o sobrellevando la muerte de sus cuidadores. En cada caso usted asumió el papel de padre, a pesar de ser un niño. Este rol puede afectar sus futuras relaciones, en las que priorizará las necesidades de los demás sobre las propias.

4. Sentimientos de culpa u obligación

Las conexiones interpersonales, y especialmente en el amor, deberían ser libres de intercambio. Es inadmisible brindar amor pensando que se está haciendo un gran favor. Este tipo de comportamiento no es adecuado, ya que se condiciona el comportamiento de nuestros seres amados con la falsedad de que, "la familia es todo lo que tienes". Sin embargo, si usted o un miembro de ella cree que está dando amor por culpa u obligación, debe comprender que se trata de una relación abusiva.

5. Falta de límites

No existen límites en su dinámica familiar. Muchas familias disfuncionales se atribuyen el derecho de invadir el espacio privado de sus hijos. Registran sus objetos personales, escuchan sus llamadas telefónicas e irrumpen en sus habitaciones sin consentimiento ni advertencia. Esto puede conllevar a que su lazo de confianza se quebrante.

Gabriela Matienzo, psicóloga infantil, cita como ejemplos entrar al baño cuando se están duchando o a su habitación, sin tocar la puerta, como acciones que violan la privacidad de los hijos adolescentes. Cuando los padres se sienten inquietos o les resulta angustioso que sus hijos mantengan su puerta cerrada por mucho tiempo, es beneficioso llegar a un acuerdo en el cual se decida que en la noche y algunas horas del día no se cierra con llave. También es necesario que el padre se comprometa a tocar la puerta antes de entrar al cuarto.

La doctora Matienzo indica que si nos vemos en la obligación de requisar las pertenencias de nuestros hijos "es señal de que nuestra relación con ellos no fluye como debería y es momento de hacer los ajustes necesarios".

Prácticas tales como: mejorar la comunicación, llegar a un acuerdo en torno a las redes sociales, crear un clima de apoyo y confianza, y, por último, darse a la tarea de conocer a sus amigos y lugares que les gusta frecuentar, son cruciales para fortalecer el lazo con su hijo. Si existe alguna sospecha de que su hijo está en problemas, es necesario preguntarle directamente qué sucede, verbalizar que usted se encuentra preocupado y recordarle que sea lo que sea está ahí para escucharlo. Asimismo, puede dirigirse a su lugar de estudios para averiguar si han notado algo fuera de lo común. Recuerde, es primordial que se mantenga cercano, no invasivo.

Ahora bien, es importante mencionar que los padres deben estar al tanto de lo que sucede con sus hijos, y tienen el derecho y la responsabilidad de intervenir si hay alguna sospecha, como por ejemplo de que sus hijos están consumiendo algún tipo de droga, alcohol o substancia alucinógena. En estas instancias tienen el derecho de revisar sus habitaciones e intervenir bajo la sospecha de consumo de drogas y adicción, posesión de un arma ilegal o planes en hacerle daño a alguien o a ellos mismos.

De igual manera, es importante recordar que al violar los acuerdos que creó con su hijo, le está comunicando que no tiene ni voz ni voto. Indirectamente se establece que los límites no existen y que cualquiera puede violar su espacio si lo cree necesario. Más adelante esto se convierte en un problema, ya que aquellas personas que carecen de límites no mantendrán relaciones seguras y respetuosas, dado que sentirán que sus progenitores tienen el derecho de decidir por ellos.

Como bien lo confirma la psicóloga Dafne Cataluña, quien fundó el Instituto Europeo de Psicología Positiva (IEPP) en 2010, nuestra salud mental y estado emocional se ven afectados por no saber poner límites, puesto que "al estar siempre dispuesto a los demás, puede producir insatisfacción personal, incomprensión, decepción y sensación constante de abuso". Recuerde que al establecer límites en su hogar y al hacerlos respetar, usted está modelando estos comportamientos para sus hijos con la finalidad que ellos los apliquen en su vida personal y profesional.

6. Falta de comunicación

Los miembros de una familia disfuncional suelen ser extraños que viven bajo el mismo techo. Aunque usted haya estado cerca de alguno de sus hermanos, existió una falta de comunicación generalizada entre todos. Aunque se pueden sostener conversaciones formales e informales, siempre estará ausente una comunicación efectiva. Este tipo de problemas hogareños acaban replicándose y expandiéndose a las relaciones en la escuela, en el trabajo y en general, con cualquier persona que interactuemos en nuestro diario vivir.

7. *Relaciones románticas problemáticas*

Puede que no se haya dado cuenta, pero hay muchas posibilidades de que, en sus relaciones de pareja, esté presente la problemática que existió en la de sus padres. Si no es así, entonces ha intentado ir al otro extremo. También es posible que se sienta inconscientemente atraído por aquellos que se parecen a uno de sus padres debido a un deseo innato de "arreglarlos" o simplemente porque su cerebro encuentra en esa relación algo familiar. Los traumas que usted vivió en su infancia aumentan sus posibilidades de establecer y permanecer en una relación romántica con una pareja abusiva.

En algunos casos, puede entrar en algunas relaciones que imitan o refuerzan lo que aprendió de niño. Esto se llama reexperimentación del acontecimiento traumático y, según la doctora Lori Lawrenz, puede ser un mecanismo de defensa que lo lleve a buscar algo que le resulte familiar. También puede ser un intento inconsciente de querer sanar al enfrentar los mismos desafíos. "Si ese trauma sigue sin resolverse, [las personas] buscan inconscientemente el consuelo de lo conocido, incluso si es doloroso", dice la doctora Nancy Irwin, psicóloga clínica en Los Ángeles.

CÓMO EMPEZAR A CURAR SUS TRAUMAS DE LA INFANCIA

Puedes sobrevivir, puedes prosperar mucho más allá de lo que te haya sucedido y aprender a ponerlo en el pasado. No lo entierras, pero lo pones donde pertenece y sigues adelante y eres feliz. La mejor venganza es una vida feliz.

Geanne Meta

El trauma se imprime en la víctima en lo más profundo de su ser, a menos que procese sus emociones inmediatamente en el momento del incidente. Aunque la curación del trauma después de muchos años es más difícil que afrontarlo de inmediato, su tratamiento no es imposible. He aquí algunos pasos que puede dar para curar un trauma de la infancia.

1. Reconocer el trauma

Ante todo, debe reconocer la presencia del trauma y sus efectos perjudiciales en su vida. Deje de minimizarlo o desestimarlo. Usted no fue responsable de ello y no debe sentirse culpable o avergonzado. Sin embargo, el trauma está ahí y el abuso ocurrió.

2. Tome el control de sus sentimientos

Revivir los días de abusos y luchas puede desencadenar emociones no deseadas, especialmente si ha estado tratando de negar su existencia. Antes de empezar, tenga una red de seguridad en caso de que esto ocurra. Una red de seguridad o de apoyo es un grupo compuesto por familiares, amigos o profesionales de la comunidad que se ofrecen a escucharlo, ayudándole a esclarecer ideas o miedos, así como también pueden facilitarle los recursos que usted necesita para apoyarle en la solución de la situación que esté enfrentando. Después de identificar su red de apoyo, emprenderá su camino para sentir y procesar sus emociones hasta que tenga el control.

3. *Identifique sus habilidades para afrontar el trauma*

Si creció con un trauma infantil, lo más probable es que haya acumulado una serie de hábitos perjudiciales y poco útiles a lo largo de los años, los cuales podrían incluir una comunicación deficiente, sacar conclusiones precipitadas, ser incapaz de confiar en los demás o incluso volverse codependiente de una determinada acción, sustancia o persona (es decir, abuso de drogas y sustancias o codependencia extrema en las relaciones).

Para algunas personas, los comportamientos indeseables son malos hábitos y también mecanismos de afrontamiento. Pueden utilizarlos como habilidades para afrontar el trauma ayudando a aliviar parte del dolor que han desarrollado. Para otros, sus acciones son mecanismos de defensa. Recurren a ellas porque creen que les ayudará a evitar que vuelvan a experimentar el mismo dolor.

Uno de los pasos más importantes para sanar su trauma de la infancia es identificar sus habilidades para afrontar las situaciones adversas. Asimismo, es tarea de primer orden reconocer las acciones o pensamientos a los que usted se va a aferrar, los cuales pueden proveerle algún tipo de alivio temporal o hacer que se sienta seguro y protegido, pero, a su vez, pueden ser malsanos. Esta es la única manera de saber hasta qué punto le ha afectado su infancia. También le permitirá determinar el tipo de apoyo que necesita para acabar con sus malos hábitos y con la esperanza de lograr sustituirlos por otros que ayuden en este proceso.

4. Acepte su pasado

Es difícil y se necesita mucho valor, pero tiene que enfrentarse a su pasado algún día. Negar la realidad solo lo confunde más. Es imprescindible aceptar lo que ha tenido que afrontar, le ayudará a vivir sin la sombra de su pasado.

5. Aprenda a soltar su pasado

Es esencial entender que aceptar el trauma no significa que esté de acuerdo con él, solo está reconociendo que ocurrió. A continuación, puede optar por permitir que esos eventos controlen su existencia o en forma inteligente, mejorar su calidad de vida y la de sus seres queridos.

6. Comparta su experiencia

Compartir su experiencia con personas de confianza es una forma excelente de reflexionar y comprender lo que ha vivido. Sin embargo, es posible que no se sienta cómodo conversándolo. En este caso, escriba sus emociones y vivencias en un diario. Puede ser de forma espontánea o realizarlo a una hora del día que usted haya determinado apropiada. Tal vez le resulte más fácil expresar sus pensamientos por escrito, cuando hay silencio y en su entorno se siente tranquilidad o, por el contrario, el ruido externo no le afecta al plasmar sus pensamientos en un cuaderno físico o digital. Lo importante es tener constancia y reconocer que a través de la escritura emergen varias emociones, pensamientos, experiencias e ideas de una manera consciente e inconsciente con la finalidad de que las procesemos con mayor facilidad.

La psicóloga clínica Natalia Sanz Velasco indica que "escribir puede ayudarnos a desbloquear algunas emociones asociadas a nuestros pensamientos, hacer más claras nuestras metas y deseos o ayudarnos a comprender situaciones que nos producen problemas con otros. Escribir suele hacer que nos distanciemos de lo que vivimos y también que podamos otorgarle un sentido".

7. *Buscar apoyo*

Usted no está solo, y eso está bien. Sus miedos y temores deberían ser cargados en compañía de otra u otras personas; busque el apoyo de sus amigos o acompañamiento de confianza, o consulte con un especialista (psiquiatra, psicólogo, terapeuta, asociado médico, trabajador social, organizaciones o agencias de servicios sociales, entre otros) para obtener resultados más objetivos.

CÓMO MEJORAR SU RESILIENCIA Y ADAPTARSE A ELLA

Tarde o temprano descubrirá que la curación del trauma es un proceso de por vida. Tendrá que mantenerse fuerte y resiliente en sus esfuerzos conscientes para afrontar el trauma, de lo contrario, se arriesga a perder el control una vez más. He aquí algunas formas para mejorar su capacidad de recuperación:

1. Encuentre un propósito, algo que dé sentido a su vida.

2. Establezca objetivos en los que pueda centrarse y seguir.

3. Practique el cuidado personal y mantenga un buen estado de salud.

4. Desarrolle buenos hábitos para reemplazar los dañinos. Deben ser estrategias positivas que le ayuden a mejorar.

5. Sea paciente consigo mismo; el cambio no se producirá de la noche a la mañana.

6. Pruebe la terapia cognitivo-conductual (TCC) o de otro tipo para obtener ayuda profesional.

7. Practique la técnica de conciencia plena (*mindfulness*); le ayudará a mantener los pies en la tierra.

8. Cultive la gratitud.

9. Sea proactivo y actúe, no espere a que los problemas se resuelvan solos.

10. Siga trabajando en usted mismo y no se rinda nunca.

El primer paso hacia la curación es darse cuenta de la presencia del trauma. Aunque requiere mucho esfuerzo y coraje, esta eliminará sus preocupaciones y lo liberará. Sin embargo, es un proceso que dura toda la vida y que requiere un esfuerzo de constancia, así que, asegúrese de mejorar su capacidad de recuperación para mantenerse firme.

CAPÍTULO 3

Cómo conectar sus comportamientos con su crianza

Nueve de cada diez veces, la historia detrás de la mala conducta no te hará enojar; te romperá el corazón.

Annette Breaux

No es de extrañar que las experiencias de nuestra infancia repercutan en nuestra estabilidad mental y en nuestro bienestar como adultos. Los niños son más sensibles y receptivos a todo lo que les rodea. Absorben fácilmente los incidentes y es probable que se vean afectados por ellos durante el resto de sus vidas. Nuestro bienestar se refleja a través de nuestro comportamiento y suele consistir en estados mentales y físicos saludables.

La salud, de manera general, también depende de las relaciones interpersonales y del éxito en la vida, ya que estos son factores que afectan el comportamiento creando un círculo vicioso.

En este capítulo exploramos cómo una crianza poco saludable afecta nuestro comportamiento, haciendo hincapié en los diferentes tipos de apego. También, rastrearemos varias prácticas o acciones poco útiles hasta sus probables causas.

PROBLEMAS EN LA RELACIÓN DE PAREJA

Peleas frecuentes

Si creció en un hogar donde sus padres se peleaban con frecuencia, es posible que trate a otras personas con hostilidad.

Crecer en una familia disfuncional hace que sea un reto mantener relaciones sanas en su vida, porque se ha acostumbrado a las interacciones tóxicas y no puede identificar a las personas en las cuales es posible confiar y apoyarse.

Padres emocionalmente no disponibles

Si creció con padres emocionalmente inaccesibles, probablemente luche con el apego evitativo-despectivo o inseguro evitativo. Si es así, puede notar que retrae sus emociones cada vez que piensa que puede ser rechazado. También es probable que se sienta incómodo con la vulnerabilidad y apertura emocional. Las personas que crecieron con padres que descuidaban sus necesidades pueden privarse de relaciones íntimas y negarse a confiar en los demás.

Los padres que sufren de apego evitativo-despectivo son independientes y autónomos. Idean técnicas para mantener lejos su estrés y estar a salvo de cualquier situación que amenace su autonomía. Estas técnicas suelen ser una mezcla de retraimiento social, emisión de señales contradictorias, lo cual perjudica sus interacciones sociales. Los padres que sufren este tipo de apego tienden a retirarse o ignorar la situación si su hijo muestra una necesidad emocional. Físicamente suelen estar presentes, sin embargo, no son una fuente de confianza para que sus hijos expresen sus emociones. Los padres con esta clase de apego niegan, evitan o no comprenden ni atienden a las necesidades emocionales de sus hijos fomentándoles así una baja autoestima.

La teoría del apego expone que una fuerte conexión física y emocional con uno o más cuidadores durante la infancia es primordial para el desarrollo humano. Cuando las personas se sienten seguras explorando el mundo y conocen que en cualquier momento pueden acudir a sus padres o cuidadores, es señal de que la conexión con estos es fuerte y sostienen un apego seguro. Si, por el contrario, las personas experimentan miedo al salir y les aterra explorar el mundo, esto indica que la conexión con los cuidadores es débil y se sienten con apego inseguro, puesto que la persona no está confiada en que pueda regresar a este cuidador si lo necesitara.

Las personas que poseen un apego seguro confían en sí mismos y conectan con otros con mayor facilidad, ayudándolos a tener más éxito en la vida. Por el contrario, las personas con apego inseguro carecen de habilidades sociales, tienen problemas para formar relaciones y tienden a desconfiar de los demás.

Existen cuatro tipos de apego, uno seguro y tres inseguros, los cuales son: ambivalente, evitativo y desorganizado. La forma en la que una persona reacciona a la angustia puede estar influenciada por su patrón de apego, formado a lo largo de su vida con base en sus experiencias tempranas. Es posible que aquellos que poseen apego inseguro no se entiendan a sí mismos y requieran acudir a un profesional que los guíe y ayude a identificar quiénes son y qué sienten.

Las terapias más beneficiosas para este propósito son: el psicoanálisis, donde se liberan emociones y experiencias reprimidas; básicamente se hace consciente al inconsciente; la terapia cognitivo-conductual (TCC), cuyo objetivo es explicarle lo que sucede dentro de su cerebro y cómo lidiar con sentimientos o miedos irracionales y, finalmente, el proceso de Hoffmann, en el cual se lleva a los participantes a su infancia para reconectarse con sus padres en el momento en que se forma un vínculo.

Padres abusivos y negligentes

Crecer con padres abusivos y negligentes podría hacer que se desarrolle un apego evitativo-temeroso o un estilo desorganizado-desorientado, donde es común carecer de estrategias para hallar consuelo y así lograr satisfacer sus necesidades de seguridad. Los niños dependen principalmente de sus cuidadores o padres para recibir apoyo, protección y consuelo. Empero, cuando el abuso procede de los padres, se transforman en la principal fuente de daño. Desarrollar este tipo de apego los convierte en adultos temerosos de la intimidad y, a la vez, no les permite desarrollar la capacidad para mantener relaciones estrechas.

Estas personas conocen el valor de las interacciones y las relaciones, y sienten un fuerte anhelo por ellas, pero debido a sus experiencias, les resulta muy difícil confiar en los demás y establecer vínculos cercanos y comprometidos. Tienden a evitar la cercanía emocional y la intimidad, incluso en situaciones de estrés o angustia, y pueden minimizar la importancia de las relaciones. A menudo, se sienten más cómodas con la independencia emocional y la autonomía, y pueden tener dificultades para expresar sus sentimientos y necesidades emocionales con el fin de evitar el rechazo o que les hagan daño o, por el contrario, confían en gente equivocada. No disciernen entre las personas bien intencionadas y las que no lo son. Se convierten en individuos inseguros, dudan de sí mismos o evitan tomar decisiones o realizar acciones por miedo a fracasar o ser juzgados.

Padres inconsistentes

Los comportamientos y respuestas incoherentes de los padres suelen criar a niños con problemas de apego ansioso-preocupado o inseguro-ambivalente. Si sus padres fueron a veces cariñosos, cuidadosos, afectuosos y atentos, pero se mostraron arrepentidos, negligentes, emocionalmente inaccesibles o fríos en otras ocasiones, es posible que usted tenga problemas con este estilo de apego. Las personas tienen sus altibajos, por supuesto. Sin embargo, este puede ser el caso si nada parecía desencadenar esas respuestas y usted se encontraba a menudo ansioso por saber cómo se acercarían a usted. Si no sabía qué esperar cuando era niño, ha crecido con un intenso deseo de conexión, hasta el punto de ser pegajoso. La elevada ansiedad que desarrolló en su infancia le mantiene obsesionado con "mejorar" su conexión con quienes lo rodean. También es posible que busque más aprobación y validación que los demás.

PROBLEMAS PSICOLÓGICOS Y DE COMPORTAMIENTO

Agresión e inseguridad

Los gritos y el aumento de los conflictos hacen que el niño se vuelva más agresivo física y verbalmente. Ha crecido con la incapacidad de expresar su ira de forma saludable. Este problema puede incluso haberle hecho sentir inseguro y avergonzado. Las personas que crecieron en un entorno hostil suelen tener dificultades para entender el respeto a sí mismos, los límites y las fronteras saludables.

Miedo a la crianza de los hijos

Crecer en un hogar poco saludable puede hacer que desarrolle un miedo a la paternidad. Se supone que nuestros padres son el ejemplo de cómo tratar a nuestros futuros hijos. Son nuestra única fuente de educación en la materia durante nuestra crianza. Por desgracia, cuando no son el mejor ejemplo del cual aprender, puede que le cueste superar el miedo a "estropear" a su hijo.

Indecisión

Los padres excesivamente críticos crían niños muy indecisos. Es probable que dude de cada decisión que tome, incluso si es lo que le han dicho que haga. Le resulta difícil ser usted mismo, expresar opiniones o incluso comportamientos con los que otros no están de acuerdo. Lleva constantemente una máscara ante los demás porque nunca consigue encontrar su verdadero yo. Le aterra absolutamente que alguien piense negativamente de usted.

Comportamiento autodestructivo

Crecer en un hogar inestable o poco saludable le deja con una acumulación de ira extrema. Si nunca aprendió a afrontar estas emociones negativas de forma saludable, sus padres no lo escucharon o dejaron espacio para la discusión, puede recurrir a desquitarse consigo mismo. Las autolesiones, los trastornos alimentarios, las tendencias suicidas y el abuso de sustancias son comportamientos comunes en las personas criadas en hogares muy conflictivos.

Muy a la defensiva

Cuando crece en un hogar insano, siente constantemente que todo el mundo está en su contra. De adulto, esta situación es recurrente. Resulta difícil diferenciar entre los que quieren derribarle y las personas que tienen su mejor interés, lo cual le hace estar a la defensiva en su forma de responder a los demás. También puede afectar su capacidad para socializar con otras personas y formar interacciones saludables.

Demasiado sensible

No es raro que los adultos que crecieron en hogares inestables sean demasiado sensibles. A veces lloran, incluso ante los inconvenientes más pequeños y se irritan en forma excesiva porque no les gusta sentir sus propias emociones.

Complacer a la gente y disculparse

Las personas con padres maltratadores suelen disculparse mucho. Creen que tienen la culpa si algo va mal. Piensan excesivamente en las acciones de los demás y se disculpan porque creen que los han molestado. Se encargan de satisfacer las necesidades de los demás, mientras descuidan las suyas. Si sus padres no confiaban en usted o le acusaban a menudo de mentir, se siente inclinado a dar explicaciones respecto a todas sus acciones.

Nuestro bienestar general y nuestro comportamiento están conformados por un intrincado patrón de efectos sociales, psicológicos y biológicos a lo largo de la vida. Esto hace que sea casi imposible rastrear las causas de las emociones, los comportamientos o los mecanismos de afrontamiento poco saludables y no deseados.

CAPÍTULO 4

Estrés tóxico y sus amortiguadores

La recuperación del trauma y la negligencia también tienen que ver con las relaciones. La curación y la recuperación son imposibles, incluso con los mejores medicamentos y terapias del mundo, sin conexiones duraderas y afectuosas con los demás.

Bruce D. Perry

El estrés no siempre es malo. Es la respuesta natural de nuestro cuerpo a las amenazas o a las situaciones difíciles. Sentirse estresado puede ser un instinto de supervivencia y desencadenar la respuesta de lucha o huida de nuestro cuerpo. En última instancia, el estrés nos mantiene vivos.

Hay tres tipos de estrés: positivo, tolerable y tóxico. Los dos primeros son normales y se presentan en situaciones cotidianas. El estrés tóxico es diferente y suele darse en niños que crecen con abusos emocionales/físicos, negligencia, violencia y cuando su cuidador tiene una enfermedad mental o abusa de algún tipo de sustancia psicoactiva. Vivir en un entorno estresante perturba el desarrollo del cerebro y los sistemas orgánicos del niño. Además, el estrés tóxico puede causar enfermedades que perduran hasta la edad adulta.

Una de las causas y detonantes del estrés tóxico es el abuso emocional y físico. Por lo tanto, si los niños crecieron con padres disfuncionales, es probable que hayan desarrollado este tipo de estrés desde la infancia y que se haya manifestado en su edad adulta.

La diferencia entre el estrés normal y el tóxico es que el primero es temporal y suele producirse por situaciones concretas. El estrés tóxico es crónico y afecta su salud mental y física. La falta de apoyo de los padres y de un entorno saludable impide que nuestros niveles de estrés vuelvan a la normalidad.

POSIBLES INDICIOS DE QUE USTED SUFRE UN ESTRÉS TÓXICO

El estrés tóxico se debe a la activación prolongada de la respuesta de lucha y huida, que provoca factores graves y persistentes. Puede aumentar los niveles de la hormona cortisol de su cuerpo causando enfermedades mentales o crónicas, infecciones, adicciones y lesiones. También notará cambios muy marcados en su comportamiento, sus elecciones y su salud, tanto física como mental.

Como niño o adolescente que creció en un hogar abusivo, sin padres que lo criaran o apoyaran, posiblemente experimentó algunos de estos síntomas comunes del estrés tóxico y lo más probable es que todavía los sufra.

• Pesadillas o interrupción del sueño
• Sentirse abrumado y sufrir ansiedad
• Desconexión y falta de concentración
• Aislamiento y retraimiento

- Patrones de comportamiento poco saludables y destructivos
- Pensamientos negativos
- Olvido
- Abuso de alcohol o sustancias
- Depresiones, irritabilidad y cambios de humor
- Presión arterial alta
- Dificultad para respirar y aumento del ritmo cardíaco
- Dolores musculares, de cabeza o cualquier otro dolor físico

Siempre se ha dicho que sentirse constantemente estresado no es bueno para nuestra salud. El estrés crónico afecta seriamente la salud mental y física, y la activación prolongada de la lucha y la huida aumentan la respiración, el ritmo cardíaco y la presión arterial. En el transcurso de una situación amenazante nuestro cuerpo empieza a funcionar a su máxima capacidad para tomar acciones que nos permitan salvaguardarnos, bien sea para luchar o para huir. Estas dos respuestas son normales y naturales ante un peligro. En casos normales, no hay efectos secundarios duraderos. Sin embargo, con el estrés tóxico usted experimenta estos sentimientos durante un periodo prolongado y, como se ha mencionado, esto aumenta los niveles de la hormona cortisol, lo que provoca problemas de salud mental y física.

AMORTIGUADORES ANTE EL ESTRÉS TÓXICO

Una crianza sana es la mejor manera de prevenir o amortiguar el impacto del estrés tóxico. Sin embargo, usted no tuvo unos padres funcionales que le guiaran debido a su educación tóxica. Como adulto, necesita encontrar formas de gestionar esta respuesta del cuerpo. Una de las cosas más sencillas que puede hacer es alejarse de una situación estresante o desencadenante. Seguir las estrategias mencionadas puede ayudarle a gestionar su estrés y a manejar situaciones que no puede controlar. Además, puede tomar el control, encontrar sus desencadenantes de estrés, identificarlos y eliminarlos o reducirlos incluso en estas situaciones. Otra acción importante es trabajar en aumentar su resiliencia, como ya hemos presentado.

Encontrar un amortiguador es otro paso crucial. Necesita encontrar una persona que pueda ayudarlo y que le proporcione el amor, la crianza y la orientación que le faltó cuando era niño. Esta persona debe apoyarlo de varias maneras. Le ayudará a sobrellevar la situación, a controlar el estrés o le animará a alejarse de situaciones estresantes o tóxicas. Todo el mundo necesita apoyo y está bien acudir a alguien de confianza que esté ahí para usted, antes de que empiece a desarrollar problemas de salud más graves.

Por ejemplo, si se encuentra en una situación de la que no puede escapar, pida a esa persona que le ayude a alejarse, ya sea dándole consejos o "interfiriendo". Si no tiene este apoyo en su vida o no puede pedirlo, acuda a un terapeuta. Ellos le proporcionarán los mecanismos de afrontamiento para manejar las situaciones estresantes y gestionar su estrés.

Establecer relaciones sanas

Es indispensable crear y establecer relaciones sanas, tanto para usted como para sus hijos. Tal como lo relata el doctor Bruce Perry, la recuperación del trauma y la negligencia también tiene que ver con las relaciones, con reconstruir y recuperar la confianza, volver a tener una sensación de seguridad y a sentir amor. Por supuesto, los medicamentos pueden ayudar a aliviar los síntomas y hablar con un terapeuta puede ser increíblemente útil, pero la curación y la recuperación son imposibles, incluso con los mejores fármacos y terapias del mundo, si no hay conexiones duraderas y afectuosas con los demás.

CÓMO AMORTIGUAR EL ESTRÉS TÓXICO COMO PADRE

Todo padre quiere proporcionar a su hijo una mejor vida. Puesto que usted nunca tuvo un amortiguador que le ayudara a lidiar con el estrés tóxico, aprenda a serlo para su pequeño. Una de las cosas más importantes que puede hacer cualquier padre es proporcionar a su hijo amor y apoyo cuando experimenta estrés tóxico. Como se ha mencionado, los padres que brindan soporte hacen que la situación sea tolerable para sus hijos.

Tiene que estar ahí para sus hijos cuando lo necesiten. Sea sensible y esté atento a sus necesidades y responda siempre con calma y calidez. Por ejemplo, cuando sus hijos lloren, responda al instante, no los descuide y tranquilícelos siempre. Hay tanto caos en sus cabezas que se beneficiarán de la estabilidad y la rutina, lo que les ayudará a estar preparados para cualquier cambio en su vida. Además, cree un entorno seguro en casa y, si es posible, disponga de una habitación en la que puedan tomarse un descanso o relajarse cuando su cerebro esté en alerta máxima.

Si usted sufrió estrés tóxico de niño, querrá proteger a sus pequeños de la misma suerte. Sin embargo, algunos padres exageran y protegen a sus hijos de todo tipo de estrés. Esto no es sano, porque la vida está llena de tensiones, decepciones y sinsabores. Si su hijo no experimenta estos sentimientos a una edad temprana, no podrá manejar las situaciones estresantes cuando crezca. Debe ayudarlo a desarrollar mecanismos de afrontamiento saludables en lugar de sobreprotegerlo o rescatarlo siempre. Asegúrele que puede manejar cualquier evento que le ocurra. Los niños que son capaces de manejar las pequeñas situaciones estresantes del día a día, desarrollan la confianza y las destrezas necesarias para enfrentarse a otras más grandes.

Proporcione a su hijo una salida saludable para su estrés. El mejor método son las actividades físicas, como jugar, correr, nadar o montar en bicicleta. Incorpórelas a su rutina diaria, ya sea dentro o fuera de la casa. Juegue con ellos para que reconozcan la importancia de esta saludable salida.

Los hábitos saludables son esenciales para hacer frente al estrés tóxico para usted y su hijo. Debe desarrollarlos para manejar las situaciones estresantes, como respirar profundamente, realizar actividades físicas, convertirse en un ávido oyente y darse tiempo para calmarse y responder con tranquilidad. Se ayudará a sí mismo y a su hijo. A los niños les encanta observar a los adultos y copiarlos, así es que aprenden estas sencillas habilidades. El estrés tóxico puede gestionarse con amor y apoyo, así que asegúrese de proporcionárselo a usted y a sus hijos.

CAPÍTULO 5

Cómo controlar sus comportamientos y emociones

No puedes controlar lo que te sucede, pero puedes controlar tu actitud hacia lo que te sucede, solo así, dominarás el cambio en lugar de permitir que te domine a ti.

Brian Tracy

Crecer en una familia disfuncional probablemente le ha hecho lidiar con varias emociones negativas y comportamientos tóxicos. Cuando la mayoría de la gente maneja las situaciones estresantes con calma, usted responde negativamente o con ira. Si quiere sanar y controlar sus comportamientos y emociones, primero debe reconocer lo que siente. No puede reprimir estas emociones o fingir que no existen, porque será contraproducente. Estos sentimientos repercuten en su salud mental y física y acabarán liberándose en forma de arrebatos de ira poco saludables o tóxicos.

Cuando usted entiende sus sentimientos, controla su respuesta al estrés. Como se ha mencionado, los niños aprenden a lidiar con el estrés observando a sus padres, por lo que debe modelar un comportamiento saludable.

CÓMO CONVERTIRSE EN UN
PADRE MÁS CONSCIENTE Y OBJETIVO

Si no controla sus emociones, ellas lo controlarán a usted. Evitar el estrés es imposible, ya que nos enfrentamos a él a diario. Como padre que ha crecido en un entorno tóxico, probablemente sufra de estrés crónico, lo que hace que su respuesta sea más agresiva que la de la mayoría. Convertirse en un padre más tranquilo lo beneficiará a usted y a su hijo.

Dese un respiro

Cuando nuestros hijos se portan mal, deberíamos darles un corto espacio para que se tranquilicen y reorganicen sus ideas. Así que, ¿qué tal si procedemos de igual manera con nosotros mismos? Cuando esté estresado o enfadado, no responda inmediatamente. Tómese unos minutos para calmarse antes de decir algo. Salga a dar un paseo, tome un baño o simplemente siéntese en su habitación durante unos minutos. Se encontrará en un mejor estado mental para tomar las decisiones correctas de crianza.

Comuníquese con su hijo

En lugar de gritar o enfadarse con sus hijos, comuníquese con ellos. Escuche su versión de los hechos para asegurarse de que no hay ningún malentendido. Dedique un tiempo diario a escuchar los acontecimientos de su día, lo que les ha sucedido y cómo se han sentido. Ellos estarán muy cómodos hablando con usted sobre cualquier problema.

Entienda sus sentimientos

A veces nos enfadamos o nos frustramos sin motivo aparente y después nos damos cuenta de que exageramos. Trate de entender sus propios sentimientos y la razón que hay detrás de esos arrebatos de ira. Pregúntese si está relacionado con su infancia y sus padres disfuncionales. ¿O es algo más? Profundice para entender qué es lo que le molesta.

Ceda el control

Los padres quieren lo mejor para sus hijos y protegerlos contra todo. Cuando crecen y se convierten en adolescentes, lucharán contra cada una de sus decisiones. Es la etapa de rebeldía por la que todos tienen que pasar.

En lugar de discutir con ellos para demostrar quién tiene razón, deje que cometan errores, siempre y cuando estos no pongan en peligro sus propias vidas o de alguna manera sean ilegales. Lo único que tiene que hacer es ofrecerles consejos con calma. En lugar de controlar sus decisiones, déjeles cometer errores; aprenderán de sus experiencias y serán mejores individuos.

Además, no siempre debe tener la razón y ganar todas las discusiones. En lugar de ello, disfrute de estas conversaciones, será más feliz y estará más relajado.

Céntrese en la solución, no en el problema

Encuentre un enfoque más tranquilo en lugar de enfadarse y gritar a sus hijos. No reaccione ante el problema; proponga una solución. Esto hará que sus hijos lo vean como un padre más accesible y no como alguien que los castiga cada vez que cometen un error.

Encuentre técnicas de relajación

La relajación y la calma van de la mano. Practique técnicas de relajación para convertirse en un padre más tranquilo. Por ejemplo, diga una palabra o una frase que le ayude a calmarse, como "cálmate", "tómalo con calma", "relájate" o "esto también pasará". También puede visualizar que está en otro lugar, un sitio que le guste y que le haga sentirse relajado o imaginar un resultado feliz para la situación. De igual forma, puede practicar la técnica de atención plena (*mindfulness*), el yoga o los ejercicios de respiración para ayudarse.

Las técnicas de atención plena (de la expresión en inglés *mindfulness*) consisten en prestar atención consciente a la propia experiencia, momento a momento, aceptándola sin juzgar, desarrollando así una nueva perspectiva sobre los pensamientos y sentimientos. Cuando somos conscientes de lo que estamos haciendo, pensando o sintiendo, practicamos la atención plena. Lo que sucede es que nuestra mente muchas veces vaga sin rumbo fijo, saltando de imagen a imagen, de pensamiento a pensamiento. El *mindfulness* es una habilidad humana universal y fundamental que incluye la capacidad de percibir los contenidos de la mente en cada momento. Esta es la práctica de la autoconciencia. El primer resultado de la práctica de la atención plena es el desarrollo de la capacidad de la mente para concentrarse. El aumento de la concentración trae paz mental y cultivar la serenidad nos lleva a una comprensión más profunda de la realidad (tanto externa como interna), además, nos acerca a percibir la realidad tal como es.

Los ejercicios de atención plena incluyen: concentrarse en su trabajo, beber una taza de té o café, dar un paseo corto, observación consciente, ser agradecido, leer más, contar hasta diez, limpiar la casa y prestar atención a su respiración, entre otros.

Crear una rutina

Una de las mejores maneras de reducir el estrés es establecer una rutina sólida para usted y sus hijos. Esta le facilita la vida, por lo que no tendrá que lidiar con la toma de decisiones diarias o precipitadas.

Ofrecer disculpas

Nadie es perfecto y por mucho que intente mantener la calma, puede perderla. Cuando esto ocurra, simplemente ofrezca disculpas. No culpe a sus hijos ni les diga cosas como: "Mira lo que me has hecho hacer" o "si no hubieras actuado así, no habría perdido el control". Recuerde que quiere romper el ciclo para convertirse en un padre mejor y más consciente. Explique que, aunque esté molesto o decepcionado por su comportamiento, no debería haber gritado y que lo siente. Ofrecer disculpas hará que la situación se calme y sus hijos lo respeten más.

Calmar el caos interior

Usted quiere estar más tranquilo y relajado por el bien de sus hijos, pero hay un inmenso caos dentro de su mente y su cuerpo, debido a su crianza tóxica. Por lo tanto, necesita calmar ese desorden interior y no dejar que este controle su comportamiento o sus emociones. Así, logrará ser un mejor padre y podrá romper el ciclo.

Escriba sus sentimientos

Como hemos dicho, comprender sus sentimientos le ayuda a controlarlos mejor. Para gestionarlos de una manera sana y efectiva se recomienda escribirlos en algún lugar, bien sea física o digitalmente. Este ejercicio le permitirá desahogarse de forma privada, confidencial y libre de críticas externas. Por ejemplo, es posible que sienta tristeza o pena por su infancia y que exprese estas emociones en arrebatos de ira o frustración. Al escribir lo que siente se descubren todos los sentimientos reprimidos desde la infancia. Se entenderá a sí mismo como individuo, lejos de la influencia de su familia disfuncional. Es importante recalcar que escribir nuestros sentimientos no siempre es tan fácil, muchos no estamos acostumbrados a hacerlo y puede que al principio se nos dificulte e incluso nos parezca un poco tonto hacerlo. Si se siente así, es posible que en el hogar donde creció nunca realizara esta actividad e incluso es probable que no lo hayan motivado a expresar sus emociones libremente. Esto es un ejercicio y aunque no es una alternativa a la terapia, van de la mano. Si usted no se siente cómodo yendo a terapia o buscando ayuda profesional, inicie por escribir sus sentimientos, algo similar a tener un diario para plasmar su sentir cada día. Se recomienda dedicar de tres a cinco minutos para descargar todo lo que siente o pudo haber sentido en el transcurso del día. Lo importante es crear el hábito de extraer sus pensamientos y emociones por escrito. Dedique el tiempo que sea necesario y que su horario le permita.

Para empezar a escribir y autodescubrirse a través de esta práctica, sencillamente puede comenzar por escribir "me siento...", "lo que dijo esa persona me hizo sentir...", "deseo que…", "necesito…". Deje que vuele su imaginación y permita que sus pensamientos fluyan, la idea es desahogarse sin ningún tapujo, eliminando las barreras creadas por usted mismo, como la vergüenza. Recuerde que la escritura contribuye a establecer un diálogo con usted mismo.

El proceso de escritura le ayudará a disminuir la velocidad de sus pensamientos. Se alejará de las cosas que le preocupan y aumentará el tiempo que le dedica a su mundo interior, priorizando la reflexión, el discernimiento, la mejor comprensión y la autogestión.

Su función puede variar desde expresar o manifestar sentimientos y pensamientos, así como promover la reorganización de las ideas. Los temas que se pueden discutir son situaciones que le causen ansiedad o miedo, algo que desee decirle a alguien, pero no encuentra las palabras o no tiene el coraje de expresarlo, disputas internas con usted mismo, una valoración de su vida, si ha incluido o excluido algún elemento de su realidad actual, así como reflexiones sobre los cambios de vida.

Muchos estudios han confirmado que registrar sus propias experiencias tiene beneficios terapéuticos. El psicólogo social estadounidense James Pennebaker encontró efectos positivos cuando una persona escribía acerca de diversas experiencias traumáticas, desde situaciones menores de ansiedad o estrés, hasta abuso sexual y enfermedades terminales.

Se pueden destacar siete beneficios al escribir sus sentimientos: ayuda a organizar sus pensamientos, promueve el autoconocimiento, da sentido a la vida y al mundo, ayuda a la memoria, estimula la creatividad en el aprendizaje, mejora la salud tanto emocional como física, y es una herramienta para mejorar la toma de decisiones.

No se aferre a sentimientos negativos

Probablemente sienta resentimiento hacia sus padres o está enfadado y triste por no haber tenido una infancia normal o una familia cariñosa. Estas emociones negativas también lo irritan y afectan su sistema nervioso, y es imposible calmar sus pensamientos cuando estos vagan constantemente hacia lugares y acontecimientos negativos. Debe honrar su pasado, permitirse alojar sus experiencias traumáticas allí, donde pertenecen, procesar los traumas que ha vivido en su infancia, reconocer que sucedieron y aceptar que no había nada que pudiera haber hecho para cambiar el abuso. Usted no eligió a sus padres, pero sí puede elegir el tipo de padre en el que se convierte. Acudir a un terapeuta profesional, asistir a clases de padres o visitar un grupo de apoyo lo ayudará a no aferrarse a esos sentimientos negativos y así, poder seguir adelante.

Encuentre hábitos saludables

Probablemente haya desarrollado hábitos poco saludables y mecanismos de afrontamiento cuando era niño que afectan su mente y su cuerpo, y contribuyen a un comportamiento negativo. Sustituirlos por otros más sanos tendrá un impacto enorme y positivo en su salud mental y física. Por ejemplo, si consume alimentos compulsivamente cada vez que se siente abrumado, realice algún tipo de ejercicio físico en casa o en un gimnasio, tales como los aeróbicos, de fortalecimiento, de resistencia, isométricos o de levantamiento de pesas, de fortalecimiento de huesos y de flexibilidad, los cuales mejorarán cada aspecto de su salud.

De igual forma, es importante dar prioridad a un descanso adecuado, el cual puede ayudar a reducir la fatiga física y mental, algo especialmente útil para las personas con depresión y ansiedad, quienes a menudo se sienten agotados y con poca energía. Descansar mejora el estado de ánimo, la concentración y la calidad del sueño, y reduce el estrés.

Asimismo, una alimentación equilibrada es crucial para la salud. Una dieta que incluya variados alimentos nutritivos puede ayudar a regular los niveles de glucemia, reducir la inflamación, aumentar los nutrientes esenciales y mejorar la salud intestinal, todo lo cual puede tener un impacto positivo en la salud mental, la mejoría del estado de ánimo y la capacidad de concentración, además contribuye a evitar los trastornos de ansiedad y depresión.

Estas actividades y hábitos mejoran su salud y lo mantendrán tranquilo. Además, estará modelando técnicas de afrontamiento más saludables para que su hijo las emule. Recuerde, basta con cinco a diez minutos de ejercicios físicos para obtener los beneficios y así empezar a generar un cambio.

Es hora de tomar el control de sus sentimientos y emociones negativas por su bien y el de sus hijos. Puede curarse y ser una mejor versión de sí mismo una vez que comprenda sus emociones y las exprese sanamente en lugar de reprimirlas. Sea consciente y revísese siempre. Pregúntese, ¿qué estoy sintiendo en este momento? ¿Por qué me siento así? ¿Es esta la mejor manera de manejar la situación? Encuentre diferentes opciones y maneras más sanas de cambiar su forma de pensar. Con el tiempo, será una mejor persona y, por consiguiente, un mejor padre.

CAPÍTULO 6

Criar de la manera en la cual usted fue criado

Los niños nunca han sido muy buenos escuchando a sus mayores, pero nunca han fallado en imitarlos.

James Baldwin

Ser padre es difícil. Incluso para alguien con unos padres estupendos, es muy fácil perder la calma y derrumbarse al cuidar de sus hijos. El momento más desafiante es cuando son menores de diez años, considerado el periodo de desarrollo más importante. Usted está luchando contra sí mismo y tratando de ser el mejor padre posible, mientras simultáneamente lucha contra su infancia.

Los nuevos padres suelen repetir los modelos de enseñanzas aplicados en ellos o frecuentemente, no son conscientes de cómo están criando a sus hijos. Algunos no se dan cuenta y otros no están dispuestos a esforzarse. Sin embargo, si usted es consciente de que creció en una familia disfuncional y reconoce que tuvo una infancia difícil, esta es una importante razón para empezar a criar a sus hijos de una manera adecuada.

CÓMO CRIAR A SUS HIJOS CON
LAS SOLUCIONES CORRECTAS

Usted está reflejando a sus padres

El impacto del comportamiento de un padre en su hijo puede repercutir directamente en él o salir a la superficie más adelante en su vida. Los niños observan constantemente su entorno e interiorizan lo que ocurre. Esta observación sienta las bases de su comportamiento. Como se nutren de tantas experiencias es difícil precisar cómo una observación específica se traduce a un comportamiento.

Los padres que han vivido situaciones difíciles durante su infancia suelen presentar diversas conductas inadecuadas en el seno de sus hogares, como resultado de haber crecido en medio de las adversidades. Estas conductas pueden afectar drásticamente las relaciones interpersonales con sus hijos, tales como las que se mencionan a continuación.

Imitación

Cuando somos niños interiorizamos muchas de nuestras habilidades parentales que no afloran hasta que desempeñamos el papel de padres. Es decir, no mostramos estos comportamientos, porque nunca tuvimos que lidiar con un niño desde el punto de vista de los progenitores. Si sus padres le gritaban cada vez que cogía un vaso u otro objeto frágil, es probable que usted presente el mismo comportamiento en una situación similar con sus hijos. Si sus padres lo abrazaban antes de irse al colegio, es posible que usted replique esta tierna expresión con sus hijos. El problema son los comportamientos negativos extremos, los cuales se presentan especialmente en los adultos que tuvieron una niñez desafortunada y que crecieron en hogares abusivos. Como padre, es muy posible que usted devuelva los comportamientos que interiorizó durante su niñez.

Exageración

Una persona también puede girar en la dirección contraria y actuar de forma totalmente diferente a sus vivencias. Por ejemplo, si sus padres estaban siempre ocupados y le dedicaban poco tiempo, puede que usted pase demasiado tiempo con su hijo y esté demasiado apegado física y emocionalmente a él. Si no le compensaron por sus logros, puede hacerlo en exceso con su hijo. Usted sigue ocupándose de sus problemas de la infancia, en lugar de proporcionar a su hijo la crianza que necesita.

Proyección

La sobrecompensación es una parte de la crianza excesivamente reactiva y a menudo sucede cuando los padres se ven a sí mismos en su hijo. De niño, es posible que usted no haya recibido lo que quiso, lo que le hizo sentirse fatal. Cuando se convierte en padre, asume que su hijo se afecta igual que usted, y necesita la sobrecompensación para estar satisfecho. Esta situación también hace que los padres esperen de sus hijos lo que ellos esperaban de sí mismos o que persigan sus propios sueños no alcanzados.

Autocrítica

Cuando una persona se convierte en padre, quiere dar a su hijo la mejor vida posible. Cuando ha crecido con unos padres no tan buenos, se mira a sí mismo como a ellos. Se convierte en la víctima de muchas cosas de las que culpó a sus padres. Este es otro problema en el cual usted asume que su hijo lo ve exactamente de la misma manera que usted veía a sus padres.

Ruptura del ciclo

Por suerte, usted puede realizar algunas acciones que le permitan mejorar sus habilidades como padre. Debería eliminar la influencia de su infancia, así como también proporcionar a su hijo el entorno familiar que merece y necesita para crecer sanamente y permitirle disfrutar de una vida plena.

El primer paso para romper ciclos malsanos es reconocer e identificar los patrones negativos en el hogar. Luego, es necesario tomar medidas para modificarlos o eliminarlos por completo y así avanzar hacia una vida más saludable y equilibrada.

Identifique su reacción

Observe las interacciones entre usted y su hijo desde una perspectiva neutral. Comprenda lo que él necesita realmente, lo que pide y lo que usted le proporciona a cambio. Esto le da la oportunidad de detectar patrones de crianza que son innecesarios. A menudo, los padres están tan atrapados en la crianza de sus hijos que no se dan espacio para observar su propio comportamiento y comprender sus acciones. También puede identificar sus detonantes o desencadenantes, es decir, ciertas situaciones, lugares o cosas que hace su hijo y que desembocan en una respuesta específica de su parte. Por ejemplo, si su hijo grita, puede sentir una variedad de emociones, como frustración, enojo, molestia e incluso miedo o ansiedad. Estas emociones pueden ser desencadenadas por el ruido fuerte o la sensación de falta de respeto o de no ser escuchado por su hijo. El padre también puede sentir impotencia si lucha por controlar el comportamiento de su hijo o su propia respuesta emocional ante la situación. Es importante reconocer que todas estas emociones se intensifican cuando el padre no ha descansado lo suficiente, no ha comido adecuadamente o sus responsabilidades laborales y personales no le han permitido tomarse un respiro.

Comprender su reacción

Una vez que haya identificado sus reacciones, es importante investigar la causa de este comportamiento. Por ejemplo, si usted observa que les da a sus hijos más de lo que realmente necesitan, más juguetes, demasiada flexibilidad o es muy permisivo, debería identificar que no existe una estructura en su hogar. Si usted está sobrecompensando a los infantes bajo su custodia, es señal de que está llenando un vacío que tiene desde su infancia, o bien, si viene de un hogar disfuncional es muy probable que no quiera que estos niños vivan lo que usted tuvo que sufrir, la falta de amor y de pertenencias materiales. Les da a sus hijos todo lo que no tuvo, porque no se puede permitir que sufran lo mismo que usted.

Es muy posible que, inconscientemente, usted decida que para lograr el bienestar de sus hijos les debe dar todo lo que no pudo tener en su infancia y, si es posible, un poquito más. Entonces, si esta es su actitud, puede deducir que está compensando algo que le faltó en su infancia. Sin embargo, en muchas situaciones no encontrará respuesta o, al menos, le costará mucho autoanálisis llegar a una definitiva.

En cualquier caso, esta será la base del cambio en su comportamiento. Por esta razón es primordial que hable con un consejero de crianza, un terapeuta, un psicólogo o un consejero escolar con quien pueda indagar sus sentimientos de una manera segura y con la guía de un profesional, así, poco a poco podrá descubrir el significado de sus comportamientos y si estos son sanos o no.

Una vez que halle la causa del problema o lo identifique, podrá trabajar para cambiar. Por lo general, esto significa ir en contra de su naturaleza, algo que nunca es fácil, pero que debe hacer. Con el tiempo y la práctica, se convertirá en un padre más consciente, modificará sus comportamientos y los ajustará, dándole a su hijo una mejor crianza.

Hacer lo necesario

Como padre, debe conocer siempre las necesidades específicas de su hijo. Hay muchos recursos disponibles para entender cuál es el mejor entorno para que los niños crezcan, cuál es la mejor manera de incentivarlos y de atender su desarrollo en todas sus formas. Cuando se encuentre en la fase en la cual esté dispuesto a modificar la forma de criar a su hijo, debería empezar.

También es aconsejable que estudie estos conceptos cuando se convierta en padre o madre para entender en qué está trabajando. Además, le ayuda a identificar sus deficiencias y a saber qué debería hacer en comparación con sus acciones actuales. Algunos padres optan por obtener ayuda profesional para aprender sobre ese papel, otros prefieren la autoeducación y la autorreflexión a través de videos que traten temas relacionados con la crianza. Cuanto más sepa, estará mejor preparado para diseñar una base sólida para su hijo.

CAPÍTULO 7

Estilos de crianza y sus efectos en los hijos

La forma en que hablamos con nuestros hijos se convierte en su voz interior.

Peggy O'Mara

Los estilos de crianza varían de un hogar a otro. Existen diversos factores que influyen en la forma en que un padre decide criar a sus hijos. Uno de los más destacados es la estructura de la unidad familiar. Hay una gran diferencia entre los niños que se crían en una familia monoparental y los que cuentan con ambos padres. Del mismo modo, los que crecen en familias que practican una religión experimentan costumbres diferentes a los que tienen padres laicos. Otros factores son la cultura de la familia y la capacidad económica, entre otros de índole socioeconómica.

Entre todos estos factores el comportamiento de los padres es crucial, el cual se deriva de su experiencia con los suyos, de las condiciones que cada quien haya tenido que experimentar en su entorno familiar, del carácter receptivo frente a las necesidades de los niños y de otros aspectos que obedecen a la naturaleza de la paternidad. Además, el buen juicio de los padres y su comportamiento dan lugar al estilo de crianza que recibe el niño.

PRINCIPALES ESTILOS DE CRIANZA Y SU IMPACTO EN EL DESARROLLO DEL NIÑO

Crianza consciente

Esta crianza constituye una filosofía que enfatiza estar presente y consciente en el proceso, en lugar de depender de nociones preconcebidas o expectativas sociales. Implica escuchar activamente y comprender las necesidades del hijo, así como tomar decisiones conscientes sobre cómo criarlo. Este enfoque a menudo exalta la comunicación, la empatía y la creación de un entorno enriquecedor para el crecimiento y desarrollo del niño.

Este tipo de crianza puede tener un impacto positivo en los niños, ya que enfatiza la creación de un entorno enriquecedor y de apoyo para su crecimiento y desarrollo. Dicho enfoque puede hacer que se sientan escuchados, comprendidos y valorados, lo que puede promover la autoestima y el bienestar emocional. La crianza consciente también fomenta la empatía y la comprensión, por medio de una comunicación efectiva que puede ayudar a los niños a desarrollar relaciones sólidas y habilidades sociales.

Además, la crianza consciente puede ayudar a los niños a desarrollar la autoconciencia, la autorregulación y la inteligencia emocional. Con este enfoque, se anima a los niños a expresar sus emociones y sentirse seguros al hacerlo. Esto puede conducir a una mejor regulación emocional y a que puedan identificar y manejar sus emociones de una manera saludable.

A través de este tipo de crianza los niños desarrollan autonomía, autosuficiencia e independencia. Este enfoque los alienta a pensar críticamente y tomar sus propias decisiones, en lugar de depender de sus padres para tales fines. También puede ayudar a los niños a desarrollar habilidades para resolver problemas.

Es importante tener en cuenta que la crianza consciente no es un enfoque único para todos y que los estilos pueden variar según la cultura familiar y las necesidades del niño.

Crianza respetuosa

La crianza respetuosa, también conocida como crianza pacífica o amable (de la expresión en inglés *gentle parenting*), es un estilo que hace hincapié en tratar a los niños con respeto y empatía, al mismo tiempo que establece límites y consecuencias claras. Implica escuchar las perspectivas de los niños, valorar sus opiniones y fomentar su autonomía. Este enfoque se basa en la creencia de que los niños son personas capaces y competentes que pueden aprender a tomar decisiones responsables cuando se les da la libertad para hacerlo. También promueve la comunicación positiva, la cooperación y el respeto mutuo entre padres e hijos. Se ha demostrado que este estilo de crianza hace que los niños sean más seguros de sí mismos, autosuficientes y resilientes.

Crianza autoritativa

Esta es posiblemente la mejor situación para los niños y los padres. Una autoridad responsable y equilibrada conduce a un vínculo saludable entre todos los miembros de la familia, lo que da lugar a niños con personalidades bien desarrolladas y equilibradas. La comunicación es abierta entre padre e hijo, no hay consecuencias duras y el niño no siente que su padre es una amenaza. Estos padres involucran a sus hijos en la realización de sus actividades en la medida de lo posible. Están abiertos a las necesidades únicas de sus hijos y se esfuerzan por darles todo mientras mantienen el equilibrio. Los niños crecen como adultos independientes con una sólida comprensión de sí mismos y del mundo que los rodea. Son grandes tomadores de decisiones, con una alta autoestima y una salud emocional óptima.

Crianza autoritaria

La crianza autoritaria, como su nombre indica, es como una dictadura. Existe un canal de comunicación, pero es unidireccional. Los niños tienen poca libertad para elegir lo que quieren hacer y un número definido de cosas que se les permite. Los padres tienen muchas reglas que esperan que el niño cumpla, pero no sienten la necesidad de explicarlas ni de hacer que sean acatadas con agrado. También tratan a sus hijos con dureza cuando cometen un error y sus exigencias son muy estrictas.

Los niños con padres autoritarios son muy buenos para seguir las reglas y se portan bien, pero también tienen mayores niveles de agresividad. Les cuesta gestionar sus emociones, tienen problemas para expresarse y carecen de autoestima. Les cuesta tomar decisiones y son propensos a ser rebeldes.

Crianza con apego

La crianza con apego consiste en formar un fuerte vínculo entre los padres y el niño en todos los aspectos, incluidos los vínculos físicos y emocionales. Esta forma de crianza se popularizó para desarrollar el vínculo entre el niño y sus progenitores, fomentando el contacto físico con el niño tan a menudo como sea posible. Aunque esto puede ser estupendo para su desarrollo, también hace que el niño sea más dependiente, ya que busca constantemente la ayuda y la colaboración de sus padres. Proporciona mucha positividad y fomenta el crecimiento y el desarrollo del niño, pero al mismo tiempo, este está menos dispuesto a probar cosas nuevas. Más adelante, el resultado puede desencadenar en problemas de disciplina y dificultades para desarrollar otras relaciones, ya que su desempeño depende en gran medida de los aportes intrafamiliares.

Crianza con permisividad

Los padres permisivos son los que todos los niños quieren tener. Son muy abiertos con la comunicación. Tienen exigencias, pero rara vez imponen medidas estrictas. Conceden a los niños mucha libertad y, en general, tienen una actitud relajada. Estos padres dan a los niños un amplio margen para que exploren las cosas por su cuenta, pero también para desarrollar malos hábitos. Los hijos de estos padres suelen ser muy firmes en sus decisiones, lo que supone un problema cuando han tomado una mala. La libertad ofrece a los infantes muchas ventajas, porque pueden convertirse en personas sólidas, que toman decisiones, con experiencia práctica y creatividad. Al mismo tiempo, por la falta de orientación les dan espacio para comportamientos negativos, lo cual los convierte en niños impulsivos, exigentes y difíciles de manejar más adelante en la vida.

Crianza de libertad con límites

La crianza de libertad con límites (de la expresión en inglés *free-range parenting*) da a sus hijos aquella que está muy bien definida dentro de un determinado marco. Por ejemplo, permiten que sus hijos elijan lo que quieren comer, pero aun así, no les dejan hacer algo inseguro, como beber champú. La crianza en libertad es un concepto relativamente nuevo, no todo el mundo está a favor de ella y algunos no tienen claro dónde trazar la línea entre ella y una actitud negligente. Estos niños tienen un excelente desarrollo y aprenden a través de la experiencia, pero también están expuestos a diversos peligros y a dificultades para seguir las directrices, porque están acostumbrados a vivir a su manera.

Crianza helicóptero

La crianza helicóptero sucede cuando los padres se involucran demasiado en la vida de los niños. Interactúan constantemente con ellos, manejando asuntos propios de la infancia, buscando formas de mejorarlos y siendo entrometidos hasta el punto de que los pequeños no tienen espacio para respirar. Aunque lo hacen en beneficio del niño, pueden llegar a un extremo contraproducente. Los niños de este hogar suelen carecer de capacidad de decisión y pueden encerrase en sí mismos, porque están cansados de tener gente que se involucre en sus vidas. Se vuelven introvertidos y tienen otros problemas sociales. No obstante, pueden ser extremadamente talentosos en su vida personal, ya que han sido formados en diferentes disciplinas y orientados para realizar múltiples actividades.

Crianza negligente

Esta es una forma extrema del padre permisivo en la cual este tiene muy poco que ver con la vida del niño, que se queda solo hasta el punto de sentirse desatendido y aislado porque no tiene a nadie con quién comunicarse.

Una buena relación con los padres es extremadamente importante durante los primeros años de la vida del niño. Los padres no comprometidos con la crianza mantienen una distancia que conduce al deterioro de la relación, hasta que se desvanezca por completo en años posteriores. Estos niños suelen carecer de habilidades básicas, porque nunca tuvieron a nadie quién les enseñara. Buscan desesperadamente la validación externa, tienen dificultades para expresarse y a menudo presentan problemas físicos.

La crianza negligente es una forma de maltrato infantil que ocurre cuando los padres no proporcionan las necesidades básicas de los niños y no cumplen con sus responsabilidades como padres o tutores. Algunas de sus características son: falta de supervisión, atención médica, nutrición adecuada, higiene, afecto, escolarización y vivienda segura.

CAPÍTULO 8

Herramientas para convertirse en un padre consciente y objetivo

Lo más importante para un padre es ser consciente, porque la crianza inconsciente genera hijos inconscientes, y el resultado es una sociedad inconsciente.

Eckhart Tolle

Ser un padre consciente significa ser cuidadoso de sus propios pensamientos, sentimientos y comportamientos, y trabajar activamente para cultivar hábitos positivos y enriquecedores. También implica ser objetivo o capaz de observar y comprender el comportamiento y las emociones de su hijo sin reaccionar emocionalmente. Algunas herramientas que pueden ayudar incluyen prácticas de atención plena, autorreflexión y autoconsciencia, y buscar apoyo y orientación de fuentes confiables, como libros para padres, terapeutas u otros padres experimentados.

La mayor aspiración de los padres es dar a sus hijos una vida mejor y encaminarlos hacia el triunfo. Pero, aunque es una ambición maravillosa, muchos adoptan el enfoque equivocado para lograr este objetivo. He aquí algunos factores que se deben tener en cuenta para convertirse en un padre más consciente.

CÓMO AUMENTAR SUS HABILIDADES EN LA RESOLUCIÓN DE PROBLEMAS

No importa lo que haga, al final habrá fracasos, contratiempos y toda una serie de problemas que no esperaba. El mayor es que a menudo ni siquiera sabe en qué consiste la dificultad. La resolución de problemas es una habilidad fundamental para todas las personas, especialmente para los padres. Así es como puede hacerlo con eficacia.

Defina el problema

Entender el problema es un reto cuando no se conoce la causa. Lo primero que hay que tener en cuenta es si las cosas son o no como usted quiere que sean. Si no lo son, hay que hallarles solución. Tiene que identificar el problema para modificarlo y conseguir el resultado deseado.

¿Qué objetivo desea alcanzar?

Otro inconveniente en la resolución de problemas es que las personas no saben lo que quieren. Viven una vida en la que ni siquiera saben que se sienten incómodos. Tener una meta clara respecto al objetivo que se pretende lograr ayuda en la fase de resolución de problemas y también en la siguiente. Por ejemplo, si experimenta ataques de ira y ha tomado conciencia de ello, es importante que se enfoque en gestionar efectivamente estas emociones y arrebatos.

Posibles soluciones

¿Qué puede hacer ante la situación? A veces, algunos problemas no tienen solución, pero muchos otros sí. Determine qué puede hacer para resolverlos y haga una lista de lo que cree que será una posible solución. Probablemente no acierte en la primera. Por lo tanto, necesita más de una opción. Si se siente confundido, tal vez necesite apoyo para crear esta lista. En ese caso, asegúrese de buscarlo en una persona de confianza o un profesional que lo ayude a procesar y analizar sus posibles soluciones.

Evaluar las soluciones y empezar

Es inútil que intente todo lo que se le ha ocurrido, ya que será una pérdida de tiempo y energía. Lo más importante es comenzar. Hágalo con la opción que crea más eficaz. Si la prueba y falla, puede considerar las que inicialmente dejó de lado. Cambiar cosas como su propio comportamiento es un gran reto y los resultados son a veces difíciles de ver inicialmente. Si ejecuta su plan durante el tiempo suficiente, no tardará en recibir sus frutos.

Optimice

Se familiarizará con este nuevo enfoque y descubrirá sus fortalezas y debilidades. En la medida que implementa cada solución, se gana experiencia y con el tiempo aprenderá de cada una de ellas. Deberá modificar su enfoque para conseguir lo que quiere de forma más eficaz a medida que vaya aprendiendo. Por ejemplo, puede notar que el refuerzo positivo y la recompensa a su hijo por su buen comportamiento funcionan de maravilla. En esta etapa, comprenderá cuáles recompensas tienen más impacto y qué refuerzo le proporciona los mejores resultados. Recuerde que las recompensas no tienen que ser algo material; pueden ser un abrazo o una frase de reconocimiento por alguna actividad que hayan hecho bien.

HERRAMIENTAS Y ESTRATEGIAS PARA CONVERTIRSE EN UN PADRE CONSCIENTE Y OBJETIVO

El refuerzo positivo es una herramienta poderosa, pero eso no significa que usted utilice el refuerzo negativo cuando su hijo se porte mal. Tiene que demostrarle que no le recompensa solo por su comportamiento, sino también porque lo ama incondicionalmente. Este tipo de amor es la base de cualquier relación fuerte, en especial cuando es tan íntima y sensible como la que existe entre un padre y su hijo.

Utilice los elogios para fomentar este amor incondicional. Dé a su hijo una palmadita en la espalda, incluso por las pequeñas cosas. Cuando limpie su propio desorden o cuando organice sus juguetes, hágale saber que aprecia su orden y disciplina. Demuestre al niño que se interesa por él y que las pequeñas cosas importan. Dele a entender que usted disfruta su creatividad y curiosidad cuando aprende cosas nuevas.

Comprar a sus hijos lo que quieren está bien y dejarles tiempo para sí mismos también es bueno pero, más importante que esto, es que necesitan de su tiempo. Este es un recurso muy valioso y la relación que se construye dándolo no se compara con ninguna otra cosa durante la crianza de un hijo. No basta con que usted esté en casa, sino que se requiere que participe en actividades con ellos.

Escuche lo que expresan sus hijos. No significa que deba hacer lo que ellos dicen, pero siempre debe prestarles atención. Deje que manifiesten sus preocupaciones y aproveche esta oportunidad para comprender su perspectiva. Les ayudará a saber cómo tratarlas y demostrará a sus hijos que está realmente interesado en lo que tienen que decir. Este sentimiento desarrollará la confianza en su relación.

Practique lo que predica con sus hijos, especialmente si son muy pequeños, ya que aprenden observando, no pensando o simplemente haciendo lo que se les dice. Cuando lo vean hacer algo, como levantarse temprano todos los días, lo practicarán de forma natural sin que usted tenga que decir nada. Los niños imitan espontáneamente lo que escuchan, lo que ven y perciben en su entorno, así que ser su modelo es una gran responsabilidad.

Mantenga la coherencia en su rutina. Cuando es estable contribuye a desarrollar la disciplina y da estructura en la vida de su hijo. Lo ayudará en muchas áreas de la vida y le dará una sensación de seguridad en casa.

Minimice el estrés. El objetivo no es eliminar el estrés de su hijo, porque es también importante para el crecimiento, sino disminuir el que no le ayuda. Sobre todo, en los niños muy pequeños, la exposición a la violencia -abuso físico, emocional, verbal, económico o sexual- y a la negatividad repercute en su desarrollo.

Preste atención a sí mismo durante todo este proceso. Ser padre o madre implica mucho trabajo y puede sobrepasar fácilmente su capacidad sin darse cuenta. Si usted ya ha tenido una infancia difícil y, además, está haciendo su mejor esfuerzo en la crianza de sus hijos, trate de no agotarse hasta el extremo de enfrentar una nueva situación difícil de manejar. Asegúrese de que está sacando tiempo para usted en su rutina diaria y de mantener sus niveles de energía.

Como padre que ha tenido problemas con los suyos es difícil caminar por la línea media. A menudo, uno se siente atraído por uno de los dos extremos y hay una batalla constante entre lo que ha vivido y lo que necesita hacer por su hijo. Cuanto más pueda aprender sobre todo el proceso y más tiempo dedique a su desarrollo personal, mejor padre será.

Si está criando a un hijo con su cónyuge, su relación personal debe mantenerse como una prioridad. La crianza de los hijos es una parte de la vida que requiere mucho tiempo y propone un reto constante, por lo que la relación con su pareja podría verse afectada fácilmente. Mantener un vínculo fuerte con su pareja es imprescindible para el ambiente familiar en general y le da la energía para mantenerse fuerte como el mejor padre que puede ser.

Porque lo que sé con certeza es que todo lo que te sucedió en el pasado también tenía un propósito. En todos esos momentos, durante todo ese tiempo, usted se fortalecía, ese era el propósito. Fuerza por fuerza por fuerza es igual a potencia. Lo que viviste en el pasado puede ser tu poder.

Oprah

Bruce D. Perry, What Happened to You?:
Conversations on Trauma, Resilience, and Healing

CONCLUSIONES

La verdad es que todos llevamos heridas. Pero las heridas no nos definen. Son simplemente parte de nuestro camino.

Brené Brown

Hay esperanza. Puede seguir adelante con su pasado y sanar. Puede romper el círculo vicioso y convertirse en el padre que nunca tuvo. Nadie elige a su familia y crecer en un hogar disfuncional estaba fuera de su control. Puede que no reconozca su inusual crianza o su impacto en usted y en el estilo que ha adoptado. En este libro hemos explicado qué es una familia disfuncional y los efectos de haber sido criado en una de ellas. También hemos proporcionado técnicas que le ayudarán a curarse del trauma para ser más fuerte y resiliente.

Es posible que tenga problemas de ira o que muestre un comportamiento hostil sin ser consciente de que existe algo negativo en su forma de actuar. Ha crecido en un entorno que normaliza el comportamiento tóxico, así que, ¿cómo podría darse cuenta de que algo no iba bien? Por esta razón, dedicamos un capítulo a ayudarle a relacionar este comportamiento insano con su crianza. También explicamos el estrés tóxico que muchas personas desarrollan cuando se crían en un entorno insano.

Usted no es una víctima, sino un superviviente y tiene la capacidad de controlar toda la negatividad causada por su infancia traumática. Sin embargo, primero debe reconocer estos sentimientos y comprender sus factores desencadenantes, lo cual finalmente lo ayudará a convertirse en un padre más calmado y afectuoso. Las estrategias que le proporcionamos le ayudarán a calmar el caos dentro de su cabeza, tanto por su bien como por el de su hijo.

Los padres disfuncionales desconocen la dinámica de tener interacciones saludables y probablemente han tenido una educación poco saludable. Sin embargo, usted puede romper este ciclo y formar a sus hijos de manera diferente si comprende los distintos estilos de crianza y cómo les afecta cada uno de ellos. Si cuenta con las herramientas adecuadas, se convertirá en el padre que nunca tuvo, de esta manera, podrá resolver los problemas, además de crear un entorno positivo y agradable para su hijo.

Puede convertirse en un padre fuerte y seguro de sí mismo y proporcionar a su hijo el hogar amoroso y seguro que usted nunca tuvo. Puede curarse y convertirse en la mejor versión de sí mismo. No deje que los demonios del ayer atormenten su presente y su futuro. Usted tiene la capacidad de vencerlos, así que, continúe adelante con el manejo de su trauma y siga sanando. Los padres tienen un gran impacto en la persona que sus hijos llegan a convertirse. Dan forma a sus personalidades y les ayudan a convertirse en adultos sanos o en individuos tóxicos.

Al elegir este libro usted reconoce que quiere crecer y ser mejor persona para sí mismo y para su hijo. Entiende que hay un problema y está dispuesto a solucionarlo. Aunque la vida consiste en elegir, algunas cosas están fuera de nuestro control. No elegimos a nuestros progenitores y algunas personas son criadas por unos que no saben cómo amar, nutrir y cuidar a sus hijos.

Como adulto, usted puede elegir no repetir los errores de sus padres. Sin embargo, es posible que le cueste encontrar el equilibrio. Puede compensar en exceso o malcriar a su hijo dándole todo lo que usted no tuvo. En este caso, crecerán sin las habilidades necesarias para ser adultos funcionales o bien puede transmitirles toda la ira, el abuso y la agresividad que usted experimentó y repetir el círculo vicioso.

La mayoría de los padres creen que hacen lo mejor para sus hijos. Sin embargo, los que tienen algún tipo de trauma y que proceden de hogares donde han recibido abuso, no siempre están en capacidad de comprender el impacto que estas experiencias pueden causar en sus hijos.

Saber es la mitad de la batalla. En el fondo, usted es consciente de que la forma en la cual fue criado no fue la correcta y quiere ser un mejor padre para sus hijos. Ahora que ha llegado al final de este libro, está mejor preparado para criar de una manera consciente hijos sanos, quienes estarán agradecidos y serán afortunados de tenerlo como padre. Además, el proceso de curación es largo, requiere tiempo, paciencia y un sistema de apoyo, pero usted ya está en ese camino.

GLOSARIO

Abuso de sustancias: consumo excesivo o inapropiado de sustancias psicoactivas (drogas, alcohol y/o medicamentos) que produce daño físico, psicológico y social.

Abuso económico: uso de recursos financieros o de poder económico por parte de uno de los miembros de la pareja para controlar o manipular al otro, lo que puede incluir la restricción del acceso a estos, el uso del dinero como una forma de castigo o coerción o la toma unilateral de decisiones financieras importantes sin la consulta o el consentimiento del otro miembro.

Abuso emocional: uso deliberado y repetitivo de palabras y acciones que causan daño emocional a otra persona, incluyendo el aislamiento, la humillación, la manipulación y la intimidación.

Abuso físico: uso intencional de la fuerza física para causar daño, dolor o lesiones a otra persona.

Abuso intrafamiliar: forma de abuso que ocurre dentro del contexto de la familia o de las relaciones cercanas. Puede incluir abuso físico, emocional, sexual o económico y afectar a cualquier miembro, incluyendo niños, mujeres, hombres, y ancianos. Este tipo de abuso puede tener un impacto duradero en la salud mental y emocional de las víctimas, y transmitirse de generación en generación. Es importante abordar y prevenir el abuso intrafamiliar para proteger a las víctimas.

Abuso psicológico: uso de la manipulación, la intimidación, el aislamiento y otras tácticas para controlar y dañar emocionalmente a otra persona.

Abuso sexual: cualquier actividad sexual no deseada o no consensuada que una persona impone a otra, incluyendo el contacto sexual, el exhibicionismo y la explotación sexual.

Abuso verbal: uso repetitivo de palabras hirientes, amenazas y críticas para controlar y dañar emocionalmente a otra persona.

Adversidad: situación difícil o desafiante que una persona debe enfrentar en su vida.

Amortiguadores: recursos o apoyos que ayudan a reducir el impacto de los estresores y adversidades en la vida de una persona.

Ansiedad: emoción que se caracteriza por sentimientos de preocupación, miedo o inquietud sobre situaciones futuras o inciertas.

Apego ansioso-preocupado: estilo de apego en el que la persona tiene miedo a ser abandonada y busca constantemente la aprobación y la atención de los demás.

Apego evitativo-despectivo o inseguro-evitativo: patrón de apego inseguro en el cual una persona tiende a evitar la intimidad emocional y puede mostrar actitudes de desprecio hacia los demás. Las personas con este tipo de apego suelen tener dificultades para confiar en los demás y pueden tener miedo a la dependencia emocional.

Apego evitativo-temeroso: patrón de apego inseguro en el que las personas evitan la intimidad emocional y la cercanía con los demás debido a un miedo intenso a ser rechazadas o heridas.

Apego inseguro-ambivalente: estilo de apego en el cual una persona se siente ansiosa y preocupada por la relación y tiene miedo a ser abandonada, pero al mismo tiempo se siente ambivalente acerca de su capacidad para obtener cercanía y apoyo emocional de su pareja. Esto puede manifestarse con comportamientos como la necesidad constante de atención y afecto, la preocupación excesiva por el abandono y la dificultad para confiar en la pareja.

Apego inseguro: patrón de relación entre un niño y su cuidador en el que el primero no se siente seguro o confiado en la presencia del segundo y puede mostrar comportamientos de ansiedad, evitación o ambivalencia en su relación con ellos.

Apertura emocional: capacidad de la persona para acceder de manera consciente a sus emociones.

Atención plena (*mindfulness*): (de la expresión en inglés *mindfulness*) técnica que consiste en prestar atención consciente a la propia experiencia, momento a momento, aceptándola sin juzgar, desarrollando así una nueva perspectiva sobre los pensamientos y sentimientos.

Autoconciencia: capacidad de ser consciente de los propios pensamientos, sentimientos y comportamientos.

Autocrítico: tendencia a juzgarse a uno mismo de manera negativa y exigente.

Autoexploración: exploración y descubrimiento de los propios pensamientos, sentimientos y comportamientos.

Autogestión: capacidad de controlar y regular los propios pensamientos, sentimientos y comportamientos.

Autolesiones: acciones premeditadas que llevan a una persona a lastimarse físicamente, con el fin de aliviar el dolor emocional o el estrés. Estos actos pueden tener diferentes causas, incluyendo factores psicológicos, emocionales o sociales.

Autonomía: capacidad de tomar decisiones y actuar de manera independiente.

Autorregulación: capacidad de una persona para controlar sus pensamientos, emociones y comportamientos con el fin de adaptarse a diferentes situaciones y lograr metas importantes en su vida.

Autosuficiencia: habilidad de una persona para satisfacer sus necesidades y lograr sus objetivos sin depender de los demás.

Baja autoestima: percepción negativa y poco valorada de uno mismo que puede resultar en sentimientos de inseguridad, ansiedad, depresión y falta de confianza en las propias habilidades y capacidades. Las personas con baja autoestima pueden tener dificultad para aceptar cumplidos o elogios, compararse constantemente con otros y sentirse incapaces de lograr sus metas. La baja autoestima puede ser causada por experiencias negativas pasadas, como el acoso escolar o el abuso emocional, o por factores internos, como la autocrítica excesiva y la falta de autocuidado.

Codependencia: patrón de comportamiento en el que una persona se enfoca excesivamente en las necesidades y problemas de otra, descuidando los propios.

Comunicación efectiva: habilidad de transmitir información y emociones de manera clara y precisa, escuchar y comprender las necesidades y sentimientos de los demás, y resolver conflictos de manera respetuosa y satisfactoria para ambas partes.

Crianza desordenada: estilo de crianza poco estructurado, caótico o incoherente. Puede ser el resultado de varios factores, como carencia de recursos, estrés, falta de conocimientos sobre crianza efectiva, problemas de salud mental o adicciones.

Curación: proceso de recuperación de una persona después de una lesión, enfermedad o trauma, en el que se restaura su bienestar físico, emocional y mental.

Depresión: trastorno del estado de ánimo que se caracteriza por sentimientos persistentes de tristeza, pérdida de interés en actividades placenteras, falta de energía y problemas para dormir y concentrarse. Puede afectar la forma en que una persona piensa, siente y se comporta e interferir con su capacidad para realizar actividades cotidianas. Puede ser causada por una variedad de factores, incluyendo desequilibrios químicos en el cerebro, eventos estresantes de la vida o una predisposición genética.

Dinámica familiar: patrón de interacción y relaciones que se dan entre los miembros de una familia, incluyendo la comunicación, la toma de decisiones, la resolución de conflictos, y la distribución de roles y responsabilidades.

Egocéntrico: tendencia de una persona a ponerse a sí misma en el centro de todo y a interpretar los eventos y las situaciones en función de sus propias necesidades y deseos.

Emocionalmente inaccesible: característica de una persona que tiene dificultades para expresar y manejar sus emociones, así como para conectarse emocionalmente con los demás.

Entorno tóxico: ambiente que puede ser dañino para la salud y el bienestar emocional de una persona debido a la presencia de factores estresantes, conflictos y relaciones disfuncionales.

Estilo desorganizado-desorientado: patrón de comportamiento inestable y caótico, generalmente resultado de experiencias traumáticas o negligencia en la infancia. Las personas con este estilo pueden tener dificultades para regular sus emociones y en sus relaciones interpersonales, así como presentar cambios bruscos de comportamiento.

Estrés positivo: forma de estrés que se produce cuando las demandas de una situación son desafiantes, pero manejables, y se perciben como una oportunidad para el crecimiento y el aprendizaje. Este tipo de estrés puede ser motivador y mejorar el rendimiento.

Estrés tolerable: forma de estrés que, aunque es más intenso que el positivo, puede ser manejado con éxito si se cuenta con el apoyo y los recursos adecuados. Puede ser resultado de experiencias estresantes, como la pérdida de un ser querido o una enfermedad grave.

Estrés tóxico: forma de estrés crónico y persistente que se produce cuando la exposición a situaciones agobiantes es constante o cuando no se cuenta con los recursos necesarios para hacerle frente. Este tipo de estrés puede ser perjudicial para la salud física y mental, y aumentar el riesgo de enfermedades crónicas.

Flashback: fenómeno en el que una persona experimenta recuerdos vívidos de un evento traumático, como si estuviera sucediendo en el presente. Puede ser desencadenado por estímulos relacionados al evento. Los *flashbacks* son comunes en el TEPT (trastorno de estrés postraumático), pero pueden ocurrir en personas sin esta condición. Pueden causar angustia y desconexión con la realidad. Los tratamientos incluyen la exposición gradual al estímulo que desencadena el *flashback*, la terapia cognitivo-conductual y la terapia de desensibilización y reprocesamiento del movimiento ocular (EMDR).

Gestión emocional: capacidad de una persona para reconocer y regular sus propias emociones y responder de manera adecuada a las de los demás. Incluye habilidades como la conciencia emocional, la regulación emocional y la empatía.

Habilidades sociales: son aquellas que permiten a una persona interactuar de manera efectiva con los demás, establecer relaciones interpersonales saludables y resolver conflictos de manera constructiva. Incluyen habilidades como la comunicación efectiva, la empatía y la resolución de problemas.

Hijos: palabra utilizada en este libro de manera inclusiva para hacer referencia a los descendientes de una persona, ya sea de género masculino, femenino o no binario. En general, se utiliza para hacer referencia a los niños o jóvenes que tienen una relación biológica o adoptiva con sus padres.

Los hijos pueden ser el resultado de una unión matrimonial o de una relación de pareja, o adoptados legalmente. En cualquier caso, son considerados miembros de la familia, y tienen derechos y responsabilidades en la sociedad.

Hormona cortisol: aquella que producen las glándulas suprarrenales en respuesta al estrés. Ayuda a regular el metabolismo, la presión arterial y el sistema inmunológico, pero un exceso de cortisol puede ser perjudicial para la salud.

Hostil: comportamiento agresivo, crítico o despectivo hacia los demás, a menudo como resultado de sentimientos de ira o frustración.

Independencia: capacidad de una persona para ser autosuficiente y tomar decisiones por sí misma, sin depender excesivamente de los demás.

Inteligencia emocional: capacidad de una persona para reconocer, comprender y regular sus propias emociones y las de los demás. Incluye habilidades como la conciencia emocional, la regulación emocional, la empatía y las habilidades sociales.

Interiorizar: proceso mediante el cual una persona adopta las normas, valores y creencias de su entorno social y las incorpora a su propia identidad.

Interpersonal: relación entre dos o más personas, es decir, la comunicación, el intercambio emocional, las acciones y reacciones que ocurren entre individuos. Incluye habilidades como la comunicación efectiva, la empatía y la resolución de conflictos.

Mecanismo de afrontamiento: estrategia que utiliza una persona para hacer frente a una situación estresante o desafiante.

Mecanismo de defensa: estrategia psicológica que utiliza una persona de manera inconsciente para protegerse del estrés emocional y reducir la ansiedad.

Negligencia: falta de atención o cuidado que se debe a otra persona, ya sea por omisión o por acción inadecuada, lo que puede resultar en daño o perjuicio a la misma.

Normalizar: proceso de hacer que algo parezca normal o común. En psicología, puede referirse a la tendencia a justificar o minimizar comportamientos que no son saludables o apropiados.

Padres: palabra utilizada en este libro para referirse a los padres, las madres y los tutores. Los padres son las personas que han tenido un hijo o han adoptado a un niño y son responsables de su cuidado, educación y bienestar emocional y físico. Los padres tienen una importante responsabilidad en la vida de sus hijos, ya que son los primeros modelos a seguir y quienes les proporcionan amor, protección, guía y apoyo en su crecimiento y desarrollo.

Perjudicial: algo que puede causar daño o perjuicio a una persona o a un grupo.

Personalidad antisocial: trastorno de la personalidad caracterizado por la falta de empatía, el desprecio por las normas sociales y la ausencia de remordimiento o culpa por el comportamiento irresponsable o dañino hacia otros.

Progenitor: uno de los padres biológicos de una persona.

Red de seguridad o de apoyo: grupo compuesto por familiares, amigos o profesionales de la comunidad, los cuales se ofrecen a escuchar a la persona, ayudándole a esclarecer ideas o miedos. También pueden ofrecerle los recursos que necesita para ayudarle a solucionar la situación que esté enfrentando.

Refuerzo positivo: técnica psicológica de modificación de conducta en la que se utiliza una consecuencia agradable para incrementar la frecuencia o probabilidad de que un comportamiento se repita.

Respuesta de alarma: respuesta natural del organismo a una situación de estrés o peligro que se caracteriza por un aumento en la frecuencia cardíaca y la respiración, así como por una sensación de tensión y alerta.

Respuesta de huida: reacción de defensa ante una situación de peligro o amenaza que se caracteriza por intentar alejarse o escapar de la fuente de peligro.

Respuesta de lucha: reacción defensiva ante una situación de peligro o amenaza que se caracteriza por enfrentar directamente la fuente de peligro.

Retraimiento social: tendencia de una persona a evitar las interacciones sociales y aislarse, a menudo debido a la ansiedad o la falta de confianza en sí mismo.

Sobrecompensar: en la crianza de los hijos, se refiere a una tendencia de los padres a hacer un esfuerzo excesivo por corregir una situación difícil o subsanar una falta percibida en su educación. Puede manifestarse en diferentes formas, como sobreproteger, hacer demasiados arreglos para que los hijos estén cómodos o complacidos o incluso tratando de compensar su propia falta de tiempo y atención. Por ejemplo, un padre que se siente culpable por trabajar largas horas y no pasar suficiente tiempo con sus hijos puede tratar de compensar esta falta comprándoles constantemente regalos costosos, lo que en realidad puede crear dependencia emocional y material, y no solucionar el problema subyacente. De manera similar, un padre que siente que ha sido demasiado estricto en el pasado puede sobrecompensar siendo demasiado permisivo en el presente, lo que podría generar una falta de límites y estructura en los niños.

Sobreproteger: tendencia de una persona a proteger excesivamente a otra, a menudo limitando su capacidad de tomar riesgos y aprender de las experiencias.

Sustancia alucinógena: es aquella que produce efectos psicodélicos, como alteraciones en la percepción, la cognición y la conciencia.

Sustancia psicoactiva: es cualquier sustancia química que afecta la actividad del sistema nervioso central, incluyendo drogas legales e ilegales, como el alcohol, la cafeína, la nicotina, los opiáceos y los estimulantes.

Tendencias suicidas: conductas o pensamientos que indican una propensión hacia el suicidio, incluyendo ideación suicida, planificación o intentos. Se considera una emergencia médica y psicológica que requiere atención inmediata.

Teoría del apego: marco teórico que describe cómo se desarrolla y se mantiene el vínculo emocional entre un niño y sus cuidadores. La teoría del apego sostiene que la relación temprana con los cuidadores influye en la forma en que se establecen las relaciones interpersonales a lo largo de la vida.

TEPT infantil (*Post-traumatic stress disorder* o *PTSD* por sus siglas en inglés): trastorno de estrés postraumático en niños que han experimentado o sido testigos de eventos traumáticos. Los síntomas pueden incluir *flashbacks*, pesadillas, evitación, hipervigilancia y cambios en el estado de ánimo y el comportamiento.

Terapia cognitivo-conductual (TCC): es aquella que se enfoca en cómo los pensamientos, las emociones y los comportamientos están interrelacionados. Sostiene que los pensamientos negativos y distorsionados pueden llevar a emociones y comportamientos inadecuados, y busca cambiar estos patrones para mejorar el bienestar emocional y psicológico. Se utiliza para tratar una amplia variedad de problemas de salud mental, incluyendo depresión, ansiedad, trastornos de estrés postraumático y fobia social, entre otros.

Terapia proceso de Hoffmann: tipo de terapia que lleva a los participantes a su infancia para volver a conectarse con sus padres en el momento en que se forma un vínculo. Es un enfoque psicoterapéutico desarrollado por Ernst Hoffmann en la década de 1960. Se basa en la idea de que la conciencia humana está constantemente en proceso y que cualquier cambio positivo puede llevar a una transformación igual en la vida de una persona. Esta terapia utiliza técnicas centradas en el aquí y ahora, y se enfoca en el presente para ayudar a las personas a comprender y solucionar sus problemas emocionales y psicológicos. La terapia proceso de Hoffmann tiene un enfoque holístico que valora la conexión entre el cuerpo, la mente y el espíritu.

Terapia psicoanalítica (psicoanálisis): terapia con un enfoque psicológico y terapéutico que se basa en las teorías del psicoanálisis de Sigmund Freud. Se concentra en el inconsciente y busca comprender los patrones de pensamiento y comportamiento a través de la exploración de los recuerdos, sueños y fantasías de la persona. La terapia psicoanalítica es un proceso lento y profundo que requiere un compromiso a largo plazo y puede durar meses o incluso años. La idea es ayudar a la persona a alcanzar una comprensión profunda de sí misma y de sus motivaciones inconscientes, lo que puede llevar a un cambio positivo en su vida.

Toxicidad: capacidad de una sustancia, producto químico, situación o relación para causar daño o efectos nocivos en los seres vivos expuestos a ellos. Puede manifestarse de diversas formas, incluyendo efectos físicos, mentales, emocionales o psicológicos. La toxicidad en un hogar disfuncional puede ser causada por una variedad de factores, como la falta de comunicación, los problemas de salud mental, el abuso de sustancias, la violencia verbal o física y la negligencia emocional o física.

Trastorno de dependencia: patrón de comportamiento problemático en el que una persona experimenta dificultades para controlar el consumo de una sustancia o actividad, a pesar de los efectos negativos en su vida.

Trastornos alimentarios: grupo de trastornos mentales caracterizados por patrones anormales de alimentación y preocupaciones relacionadas con el peso y la forma corporal. Incluyen anorexia nerviosa, bulimia nerviosa y otros no especificados.

Trastornos de la personalidad bipolar: forma de trastorno que se caracteriza por cambios extremos y rápidos en el estado de ánimo, el pensamiento y el comportamiento. Los síntomas incluyen manía, depresión y episodios mixtos que pueden durar días u horas.

Trastornos de la personalidad: grupo de trastornos mentales que se caracterizan por patrones de pensamiento, sentimientos y comportamientos disfuncionales y persistentes. Incluyen el trastorno límite de la personalidad, el trastorno narcisista de la personalidad y el trastorno antisocial de la personalidad, entre otros.

Trauma: experiencia abrumadora y estresante capaz de causar daño emocional, psicológico o físico. Puede ser causado por eventos como la violencia, el abuso, los desastres naturales o la guerra. El trauma psicológico y emocional es una respuesta negativa a eventos o situaciones que se perciben como amenazantes. Puede ser causado por una amplia variedad de situaciones y tener efectos duraderos en la vida cotidiana. Los síntomas comunes incluyen ansiedad, depresión, *flashbacks* y problemas de adicción. El tratamiento suele incluir terapia, medicación y técnicas de manejo del estrés.

Traumas transgeneracionales e intergeneracionales: aquellos que se transmiten de una generación a otra, afectando a los individuos y a la familia en su conjunto. Estos traumas pueden ser resultado de eventos históricos, como guerras, genocidios, abusos, y opresiones, o de experiencias traumáticas individuales que se transmiten a través de la familia. Pueden tener un impacto negativo en la salud mental y emocional de las personas afectadas, así como en sus relaciones y comportamientos. Es importante abordar estos traumas para prevenir su transmisión a futuras generaciones, y promover el bienestar y la salud emocional de las personas afectadas.

Tutores: palabra utilizada en este libro de manera inclusiva para hacer referencia a los padres, las madres y los cuidadores biológicos o adoptivos. Los tutores, como padres, son aquellas personas que brindan orientación, apoyo y cuidado a sus hijos en su proceso de aprendizaje y desarrollo. Son responsables de educarlos y criarlos, proporcionando las herramientas y habilidades necesarias para su éxito en la vida.

Vulnerabilidad: susceptibilidad de una persona a ser dañada o afectada negativamente por estresores ambientales o emocionales. Puede estar relacionada con factores como la genética, la exposición a traumas previos o la falta de apoyo social.

LECTURAS SUGERIDAS

Los siguientes libros le ayudarán a entender con más profundidad el impacto del trauma en nuestro ser. Del mismo modo, aportarán a la comprensión de los comportamientos de sus hijos, en dónde se originan, cómo se manifiestan y cómo puede manejarlos efectivamente. Recuerde, el conocimiento es poder. Mientras más se instruya, más herramientas poseerá para hacer frente a las circunstancias que se le presenten en su día a día.

1. Disciplina sin lágrimas: (No-Drama Discipline). Edición en español, de Daniel Siegel y Tina Payne Bryson (2018). Una guía imprescindible para orientar y alimentar el desarrollo mental de tu hijo.

2. El cerebro del niño: (The Whole-Brain Child), de Daniel J. Siegel y Tina Payne Bryson (2022). 12 estrategias revolucionarias para cultivar la mente en desarrollo de tu hijo.

3. El cuerpo lleva la cuenta: cerebro, mente y cuerpo en la superación del trauma de Van Der Kolk, B. A. (2020).

4. El libro que ojalá tus padres hubieran leído: (y que a tus hijos les encantará que leas), de Philippa Perry (2020). Editorial Zenith.

5. En una voz no hablada: cómo el cuerpo libera el trauma y restaura el bienestar, de Alma Lepik (2014). Buenos Aires, Argentina. Rothschild, B.

6. Este dolor no es mío: identifica y resuelve los traumas familiares heredados, de Mark Wolynn (2017).

7. Hijos adultos de padres emocionalmente inmaduros, de Lindsay C. Gibson (2017). Editorial Sirio.

8. Los 5 lenguajes del amor de los niños, de Gary Chapman (2018).

9. Parenting Well After Childhood Abuse: *Be a Great Parent Even if Yours Were Crap* (Criando bien después del abuso infantil: Sea un gran padre incluso si los suyos fueron una porquería), de Geanne Meta (2019).

10. The Connected Parent: *Real-Life Strategies for Building Trust and Attachment* (El padre conectado: estrategias de la vida real para generar confianza y apego), de Karyn Purvis PhD y Lisa Qualls (2020).

11. What Happened to You?: Conversations on Trauma, Resilience, and Healing Oprah (¿Qué te pasó?: Conversaciones sobre trauma, resiliencia y sanación), de Oprah Winfrey y Bruce D. Perry, MD, PhD (2021).

REFERENCIAS

1. Arcuri, D. (2021). Rescate del Alma: Cómo liberarse del abuso narcisista y curar el trauma.

2. Admin. (2020, 7 de enero). Cómo influyen los traumas de la infancia en las relaciones de los adultos. Extraído del sitio web de Therapists in Austin: *www.atxtraumatherapycenter.com/how-childhood-trauma-impacts-adult-relationships/*

3. Apego inseguro evitativo | Evitación o negación de los afectos. (2022, noviembre 16). Las Cebras Salen. Extraído de *www.lascebrassalen.com/apego-inseguro-evitativo/*

4. APB Speakers. (2019, noviembre 22). From Homeless to Harvard Interview - Liz Murray [Video]. YouTube: *www.youtube.com/watch?-v=Dgjwo9cP7aw*

5. Applebury, G. (s.f.). 6 roles familiares disfuncionales y sus características. LoveToKnow; LoveToKnow Media. Extraído de *www.family.lovetoknow.com/about-family-values/6-dysfunctional-family-roles-their-characteristics*

6. Apoyo. (2020, 18 de mayo). ¿Tiene usted una familia disfuncional? Señales y cómo afrontarlo. Supportiv. Extraído de *www.supportiv.com/family-drama/dysfunctional-family*

7. Bales, D. W. (2006, octubre). Proteger el cerebro del estrés tóxico. Uga.Edu. Extraído de *www.extension.uga.edu/publications/detail.html?number=C1053-12&title=Buffering%20the%20Brain%20From%20Toxic%20Stress*

8. Better Help Editorial Team (2022, 15 de diciembre). ¿Qué es una familia disfuncional y cómo es crecer en una? Extraído de *www.betterhelp.com/advice/family/dysfunctional-family-what-it-is-and-what-its-like-to-grow-up-in-one/*

9. Bravo, F. (2018, octubre 4). Consecuencias de la falta de Comunicación en la Familia. Sunset Bay Academy. Extraído de *www.sunsetbayacademy.com/es/consecuencias-la-falta-comunicacion-la-familia.html*

10. Bourquin, P. Cuatro dimensiones de la cura del trauma. Revista de Análisis Transaccional. Órgano de difusión de APPHAT, 5, 2019: 85-91. *www.apphat.es/wp-content/uploads/Dropbox_CUATRO-DIMENSIONES-DE-LA-CURA-DEL-TRAUMA.pdf*

11. Butler, C. (2014, junio 29) Seis maneras de convertirse en un padre más tranquilo (episodio 385). Proyecto Consejos rápidos y sucios. Extraído de *www.quickanddirtytips.com/parenting/behavior/6-ways-to-become-a-calmer-parent?page=1*

12. Cataluña, D. (2022, septiembre 27). Es hora de poner límites: Cómo saber decir que NO. Instituto Europeo De Psicología Positiva. Extraído de *www.iepp.es/aprende-a-decir-que-no/#:~:text=El%20no%20saber%20poner%20l%C3%ADmites,y%20sensaci%C3%B3n%20constante%20de%20abuso.*

13. Consejos para ser un padre o una madre cariñosos. (s.f.). Chkd.Org. Extraído de *www.chkd.org/blog/tips-for-being-a-nurturing-parent*

14. Cómo conseguir regulación emocional. (s.f.). Mentes Abiertas Psicología. *www.mentesabiertaspsicologia.com/blog-psicologia/blog-psicologia/como-conseguir-regulacion-emocional#:~:text=Apertura%20emocional%3A%20la%20capacidad%20de,manera%20consciente%20a%20sus%20emociones.*

15. Cherry, K. (s.f.). Utilice estos 10 consejos para mejorar su resiliencia. Verywell Mind. Extraído de *www.verywellmind.com/ways-to-become-more-resilient-2795063*

16. Crisis Center of Tampa Bay. (2015, febrero 5). Copa de la Compasión 2015: Historias de Sherri y Geanne [Video]. YouTube. *www.youtube.com/watch?v=iyVKY51FQlQ*

17. Cuatro (4) pasos para abrazar sus emociones negativas. (s.f.). Happify.Com. Extraído de *www.happify.com/hd/4-steps-to-embracing-your-negative-emotions/*

18. Diez (10) ejercicios de atención plena para tu día a día. Esneca. (2020, enero 27) *www.esneca.com/blog/10-ejercicios-atencion-plena/*

19. El estrés tóxico: Cómo la respuesta del cuerpo puede perjudicar el desarrollo del niño. (s.f.). Nationwidechildrens.Org. Extraído de *www.nationwidechildrens.org/family-resources-education/700childrens/2017/07/toxic-stress-how-the-bodys-response-can-harm-a-childs-development*

20. Fearn, R. (2019, 21 de mayo). ¿Qué es el estrés tóxico en los adultos? La condición se previene mejor en la infancia. Bustle. Extraído de *www.bustle.com/p/what-is-toxic-stress-in-adults-the-condition-is-best-prevented-in-childhood-17906145*

21. Firestone, L. (2012, 5 de diciembre). ¿Está usted criando como su padre? PsychAlive. *www.psychalive.org/are-you-parenting-like-your-parent/*

22. Foley, M. M. E. (2022, 24 de enero). 11 consejos para convertirse en un padre pacífico y tranquilo. Instituto de Desarrollo Infantil. Extraído de *www.childdevelopmentinfo.com/parenting/11-tips-for-becoming-a-peaceful-and-calm-parent/*

23. Ginta, D. (2016, 23 de marzo). Gritar a los niños: Efectos a largo plazo. Extraído del sitio web Healthline: *www.healthline.com/health/parenting/yelling-at-kids*

24. Hampson, S. E. (2008). Mecanismos por los que los rasgos de personalidad de la infancia influyen en el bienestar de los adultos. Current Directions in Psychological Science 17(4), 264-268. *www.doi.org/10.1111/j.1467-8721.2008.00587.x*

25. Handel, S. (2020, diciembre 6). How We Learn From Our Parents How to Respond to Stress and Anxiety. The Emotion Machine. *www.theemotionmachine.com/how-we-learn-from-our-parents-how-to-respond-to-stress-and-anxiety/*

26. Isensee, R. (1992). Crecer como gay en una familia disfuncional: Una guía para los hombres homosexuales que reclaman sus vidas. Simon & Schuster.

27. Kabat-Zinn, J. (1990). Full catastrophe living. Using the wisdom of your body and mind to face stress, pain, and illness. London: Delta.

28. Kelloway, R. (2021, enero 30). How Parenting Styles Affect Child Development. Life Care Wellness. *www.life-care-wellness.com/how-parenting-styles-affect-child-development/*

29. Lebow, H. I. (2021, junio 10). Cómo el trauma infantil puede afectar las relaciones entre adultos. Psych Central. *www.psychcentral.com/blog/how-childhood-trauma-affects-adult-relationships#childhood-trauma-vs-adult-relationships*

30. Lev, E. (2020, 21 de noviembre). Cómo identificar los signos y el impacto de una familia disfuncional. Talkspace. *www.talkspace.com/blog/dysfunctional-family-definition-guide-what-is/*

31. M. Simón, V. (2006). Mindfulness y neurobiología. Revista de Psicoterapia, 17(66/67), 5–30. Extraído de *www.doi.org/10.33898/rdp.v17i66/67.905*

32. Más fuerte por las rupturas: cómo curarse de un padre tóxico. (2015, 28 de julio). Hola Sigmund. Extraído de *www.heysigmund.com/toxic-parent/*

33. Martin, S. (2018, 11 de julio). Los efectos de crecer en una familia disfuncional - Sharon Martin, LCSW Counseling San José y Campbell, CA. Extraído de *www.sharonmartincounseling.com/the-effects-of-growing-up-in-a-dysfunctional-family/*

34. Martin, S. (2020, 12 de marzo). Hijos adultos de familias disfuncionales, indignidad y vergüenza. Psych Central. Extraído de *www.psychcentral.com/blog/imperfect/2020/03/adult-children-of-dysfunctional-families-unworthiness-and-shame*

35. Matienzo, G., & Leal, A. (2022, octubre 6). Acciones de los padres que violan la intimidad de los hijos adolescentes. Guiainfantil.com. *www.guiainfantil.com/adolescencia/acciones-de-los-padres-que-violan-la-intimidad-de-los-hijos-adolescentes/*

36. Mathews, R. (2020, 17 de junio). Las familias disfuncionales y sus efectos psicológicos. Psych Central. *www.psychcentral.com/blog/dysfunctional-families-and-their-psychological-effects*

37. McClane, K. (2016, 5 de febrero). 5 pasos para recuperarse del trauma psicológico del abuso emocional de un padre narcisista. WeHaveKids. Extraído de *www.wehavekids.com/parenting/Tips-for-Recovering-from-the-Psychological-Trauma-of-Emotional-Abuse*

38. Méndez, Y. S. (2020). Furia. Algonquin Young Readers.

39. Merkley, C. (2009, 17 de abril). Pros y contras de un pasado disfuncional. Entrenador de SHIFT-IT. Extraído de *www.shift-it-coach.com/2009/04/pros-and-cons-of-a-dysfunctional-past/*

40. Morin, A. (s.f.). Cómo afectan las peleas de los padres a la salud mental del niño. Extraído del sitio web de Verywell Family: *www.verywellfamily.com/how-parents-fighting-affects-children-s-mental-health-4158375*

41. Muller, W. (1993). Legado del corazón: la ventaja espiritual de una infancia dolorosa. Simón y Schuster.

42. Nittle, N. (s.f.). ¿Qué es una familia disfuncional? Verywell Mind. Extraido de *www.verywellmind.com/what-is-a-dysfunctional-family-5194681*

43. Nueve (9) pasos para curar los traumas de la infancia en la edad adulta. (s.f.). Psychology Today. Extraído de *www.psychologytoday.com/us/blog/mindful-anger/201804/9-steps-healing-childhood-trauma-adult*

44. Pasos para la resolución de problemas para los padres. (2021, 20 de enero). Raising Children Network. *www.raisingchildren.net.au/grown-ups/looking-after-yourself/communication-conflict/problem-solving-for-parents*

45. Personal de GoodTherapy.org. (2015, 1 de diciembre). 11 maneras de aumentar su resiliencia. Blog de Terapia de GoodTherapy.Org. *www.goodtherapy.org/blog/11-ways-to-raise-your-resiliency-1201157*

46. Perry, T. (2019, 26 de enero). 25 cosas que se hacen de adulto cuando se ha sufrido abuso emocional en la infancia. Recuperado del sitio web de Upworthy: Extraído de *www.upworthy.com/25-things-you-do-as-an-adult-when-you-ve-experienced-childhood-emotional-abuse*

47. Perry, B. D., & Szalavitz, M. (2006). El niño que fue criado como un perro y otras historias del cuaderno de un psiquiatra infantil: lo que los niños traumatizados pueden enseñarnos sobre la pérdida, el amor y la curación. Basic Books (AZ).

48. Princesa, P. (2019, noviembre 28). La escritura terapéutica y sus beneficios psicológicos. Psicólogos Madrid | Centro Psicólogos Princesa 81. Extraído de *www.psicologosprincesa81.com/blog/la-escritura-terapeutica-y-sus-beneficios-psicologicos/*

49. Personal de Casa Palmera. (2009, 17 de julio). 7 maneras de sanar su trauma infantil. Casa Palmera. Extraído de *www.casapalmera.com/blog/7-ways-to-heal-your-childhood-trauma/*

50. Power of Positivity. (2021, 21 de junio). 10 impactos de por vida de crecer en una familia disfuncional. El poder de la positividad: Pensamiento y actitud positivos. Extraído de *www.powerofpositivity.com/dysfunctional-family-lifelong-impacts/*

51. Qué es el estrés tóxico. (s.f.). Fsu.Edu. Extraído de *www.med.fsu.edu/childStress/whatis*

52. Raypole, C. (2020, 28 de abril). Cómo controlar sus emociones: 11 estrategias que puede probar. Healthline. Extraído de *www.healthline.com/health/how-to-control-your-emotions*

53. Señales de que creciste con ira no tratada. (2018, 27 de noviembre). Recuperado del sitio web de The Mighty: *www.themighty.com/2018/11/unaddressed-childhood-anger/*

54. Salud emocional. (s.f.). EverydayHealth.Com. Extraído de *www.everydayhealth.com/emotional-health/all-articles/*

55. (S.f.). Choosingtherapy.Com. Extraído de *www.choosingtherapy.com/toxic-stress/*

56. Siete (7) formas en las que su infancia afecta a su forma de ser padre. (n.d.). Psychology Today. Extraído de *www.psychologytoday.com/us/blog/compassion-matters/201507/7-ways-your-childhood-affects-how-youll-parent*

57. Sanvictores, T., y Méndez, M. (2021). Tipos de estilos de crianza y efectos en los niños. Ediciones StatPearls.

58. Suárez M. & Alcalá, M. (2014). APGAR familiar: una herramienta para detectar disfunción familiar. Revista médica la paz, 20(1), 53-57. Recuperado en 18 de febrero de 2023, de *www.Scielo.Org.Bo/scielo.Php?Script=sci_arttext&pid=s1726-89582014000100010&lng=es&tlng=es.*

59. Sprouts Español. (2020, noviembre 5). La Teoría del Apego: Cómo la Infancia Afecta la Vida [Video]. YouTube: *www.youtube.com/watch?v=olnzuMtZdA8*

60. Teoría del apego y psicoanálisis. Hacia una convergencia clínica | Sepypna.com. (n.d.). Extraído de *www.sepypna.com/revista-sepypna/articulos/teoria-apego-psicoanalisis/3/*

61. Touroni, E. (2019, 22 de noviembre). Dinámica familiar tóxica: Señales de que has crecido en una familia disfuncional. Clínica de Psicología de Chelsea. *www.thechelseapsychologyclinic.com/uncategorised/toxic-family-dynamics/*

62. Vázquez, C. (2018, agosto 28). "Querido diario": siete beneficios de escribir las propias vivencias. elDiario.es. Extraído de *www.eldiario.es/consumoclaro/cuidarse/querido-beneficios-escribir-propias-vivencias_1_1964989.html*

63. Velasco, N. S. (2022, diciembre 23). Escritura terapéutica | menteAmente. Dr. David López - menteAmente, Psicoterapia Y Psiquiatría, Madrid. Extraído de *www.menteamente.com/blog-salud-mental/escritura-terapeutica#:~:text=Escribir%20puede%20ayudarnos%20a%20desbloquear,que%20podamos%20otorgarle%20un%20sentido*

64. Villines, Z. (2019, 16 de octubre). Cuando las relaciones familiares se vuelven tóxicas: El trauma del enmeshment. Blog de terapia de GoodTherapy.Org. *www.goodtherapy.org/blog/when-family-relationships-become-toxic-the-trauma-of-enmeshment-1016197*

65. What Is Toxic Stress? And How Can It Be Managed? (2019, agosto 29). Keri Powell Therapy. *www.kptherapy.com/toxic-stress-managed/*

66. Winfrey, O., & Perry, B. D. (2021). ¿Qué te pasó?: Conversaciones sobre trauma, resiliencia y sanación. Flatiron Books.